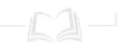

中医经典
·跟读名师手记·

U0129906

伤寒辑

总主编　周春祥

总　审　顾武军

［清］尤　怡／编注

周春祥
张静远／笺注

伤寒贯珠集

上海科学技术出版社

图书在版编目（ＣＩＰ）数据

伤寒贯珠集 /（清）尤怡编注 ；周春祥，张静远笺
注. -- 上海 ：上海科学技术出版社，2021.9
（中医经典·跟读名师手记 / 周春祥总主编. 伤寒
辑）
ISBN 978-7-5478-5450-1

Ⅰ. ①伤… Ⅱ. ①尤… ②周… ③张… Ⅲ. ①《伤寒
论》—注释 Ⅳ. ①R222.22

中国版本图书馆CIP数据核字(2021)第164089号

伤寒贯珠集

[清]尤　　怡/编注

周春祥　张静远/笺注

上海世纪出版(集团)有限公司
上海科学技术出版社 出版、发行

(上海钦州南路 71 号　邮政编码 200235　www.sstp.cn)

上海盛通时代印刷有限公司印刷

开本 787×1092　1/16　印张 13
字数：250 千字
2021 年 9 月第 1 版　2021 年 9 月第 1 次印刷
ISBN 978-7-5478-5450-1/R·2360
定价：40.00 元

本书如有缺页、错装或坏损等严重质量问题，
请向工厂联系调换

伤 寒 贯 珠 集

内容提要

《伤寒贯珠集》为清代医家尤怡所撰。该书采用以六经为纲、治法为目、以方类证的方法,对《伤寒论》原文次序做了重新编排和归类,并进行逐条注解。三阳病以经、腑立论,三阴病以经、脏立论,各篇以法类证,以证论治,这种分类,独辟一门,颇有见地。

本次笺注,以尤怡《伤寒贯珠集》为引,力主从临床应用出发,结合当今伤寒名师写就的手札笔记,从"注文浅释""医理探微""临证薪传""案例犀烛"四个方面,对注文中的医理、辨治思路、应用要点、存在争鸣处进行诠释与解读,使《伤寒论》深厚的理论更加通俗易懂,使读者在名师的点拨下领悟经典的含义,明确方药理论的应用思路。

本书以笺注形式全面、深入诠释《伤寒贯珠集》,希冀读者能在笺注者的心得体会中全面、深入领悟尤怡注解《伤寒论》之宗旨,汲取《伤寒论》精华,提升临证能力。

王序

学中医,不可不读《伤寒论》,已是自隋唐至今的医界通论。其原因在于,《伤寒论》所蕴含的理法方药一以贯之的理论体系,奠定了中医临床各科学术发展的基础,是以古代学者称其为"开万世之法程,诚医门之圣书"。

《伤寒论》虽贵为圣书,但其难以参悟,也是医界之共识。古今医家,皆深谙读懂《伤寒论》难,用好《伤寒论》更难,故历代名家纷纷将一得之见记录于笔端,以至千余年来《伤寒论》注本卷帙浩繁,难以数计。而正是这些注本铺就起后世读者读懂《伤寒论》的坚实阶梯。

《伤寒论》的注本,种类繁多。据不完全统计,截止于中华人民共和国成立前,有名可查的注本竟达1040本之上;而注本之中,各家又观点各异:有非议王叔和、成无己,倡言错简者;有反对乱编原文,维护旧论者;也有另辟蹊径,重在研究辨证精华者。如此浩繁之注书,如此杂乱之注家,如何参考,如何择善而从,又给现今的《伤寒论》学人带来了迷惘、疑惑乃至后续的懈怠。

古语有云"将登泰岱,舍径奚从;欲谒扶桑,无舟莫适",如何在众多的注本中选取平正公允、观点上乘的注本,如何在伤寒学派中选取最具代表性的注家,如何对注家的观点进行进一步的注疏阐释,从而为当今的学者开拓一条攀登《伤寒论》高峰的蹊径,为欲达仲景学术彼岸的追求者提供一叶扁舟,是当前众多学者应当认真思考的问题。基于此,上海科学技术出版社编辑出版了这套"中医经典·跟读名师手记"伤寒辑,丛书力求承先贤之见,并能对注本玄幽奥秘之处做全面深入解析,意在从艰深玄奥的医理中明晰其理路,领会其精神,把握其要领,进而更好地将《伤寒论》理论灵活运用于实践,可谓用心良苦!

通过对《伤寒论》注本不同学术流派的梳理,丛书选取迄今伤寒界最具学术代表性的注本为底本,包括《注解伤寒论》《伤寒论条辨》《伤寒论集注》《伤寒溯源集》《伤寒来苏集》《伤寒贯珠集》《伤寒论纲目》七种,由二十世纪八十年代享誉全国的南京中医学院陈亦人教授的嫡传弟子们作深层次的笺注解读。鉴于他们都是国内高等中医药院校及三级医院的学科带头人,深厚的理论功底与丰富的临床经验,使得笺注内容异彩纷呈。

余早年在刘渡舟先生门下攻读博士研究生时,曾遵恩师之嘱,借在全国遍访《伤寒论》各家注本之机,专程去南京拜见陈亦人先生。当时曾多蒙教诲,而本人对陈老之著作,更是认真研习,受益颇深。此次"中医经典·跟读名师手记"伤寒辑书成,出版社邀余作序,又认真学习了各位专家的注疏之文。笺注中各位名师对辨治思路、应用要点的解析,对前人注本内容的补充与订正,以及切中要点、彰显隐秘的临床案例,都对余有很大的启发与开拓。

相信这套丛书对读者领悟经典原文、熟悉历代中医大家学术特点、拓宽经典临床应用视野都大有裨益。

是为序。

北京中医药大学

王庆国

2021 年 8 月

刘序

　　仲景祖述轩岐越人,宪章神尹,作《伤寒论》,将医经经方裁合为一,为医道之久远奠立法脉准绳。其论言至简而义蕴深,若非经年累月精究细琢,并得名师点拨,实难入其堂奥。因之,不少读伤寒人喟叹"百年钻故纸,何日出头时"!

　　忆 1989 年往南京随亦人老学习,吾师常以"孔圣作《十翼》为《周易》注释,垂万古而不弊"之例劝勉我等同门,谓研读《伤寒论》须多读历代注本,以汲取其丰厚滋养。博览众家,激荡思维,不时亦有柳暗花明、豁然开朗或是英雄所见略同之感。

　　"问渠那得清如许? 为有源头活水来"。如今业已成一方伤寒名家的众位同门,各出机杼,由师弟春祥教授担纲,编纂出版一套带笺注的《伤寒论》注本,欲将诵读注本之活水直趋经典之源,使之成为《伤寒论》学习进阶之梯,让后来者明仲景之理,达仲景之事,以期精英辈出。同时,师门众师兄弟还深思熟虑,精心挑选了伤寒界迄今最具学术代表性的注本为底本,融入各人学习心得、临床体会,既实现了与注家的互融互通,以帮助读者较好地把握伤寒学的学术发展脉络,亦可拉近经典理论、注家学术与临床实践的距离。

　　"百战归来再读书"。理论方药固不可少,但临床应用更为重要。该丛书不仅汇集了陈老师门一众师兄弟们的理论见解,尤为可贵的是其中镶嵌了较多临床案例及诊疗心悟,堪能犀烛后学。

　　作为师门的一分子,既为众师兄弟付出的努力击掌,亦感惭愧不已。一赞伤寒园中又添新枝,更赞吾师之衣钵有继,是为序。

刘力红

2021 年 8 月

丛书编纂散记
（代前言）

看着案头甫定的"中医经典·跟名师读手记"伤寒辑笺注本书稿,思绪不禁拉回到三年前的沪上之旅,忆起与上海科学技术出版社编辑们商讨编纂这套丛书的缘起。

在上海一条记不起名字的弄堂里,一间简陋但却整洁的小酒屋中,我们以茶代酒敲定了这套丛书的编纂出版计划。

上海科学技术出版社曾以出版全国高等中医院校第五版中医教材蜚声海内外。先师陈亦人教授撰写的《伤寒论译释》影响数代中医人,出版方亦是上海科学技术出版社。近年来,在中医本科生、研究生《伤寒论》教材编写、出版方面,我们有过数度愉快的合作。

出版社此次新的编纂出版计划,开初着实令我吃惊!要知道,虽然三年前"读经典,做临床"已成为中医界的蔚然之风,但在崇尚"大道至简"、效率至上的时代,所谓的"读经典"实际是有其特定内涵的。以研读经典《伤寒论》为例,在众多人印象中,且不论诵读带笺注的注本,即或连读全本《伤寒论》似乎亦是问题,大家抱怨全本《伤寒论》太厚、责怪现代教材欠精要,于是经方成为当下最能迎合人们胃口的"快餐"。这样的背景下,确定编纂出版一套带笺注的《伤寒论》注本,无论对出版社还是对作者其实都是莫大的挑战,需要足够的勇气与底气。

这样一件做起来不易且可能难以"叫座"的活儿,为什么我们会欣然接下?这可能与我们过往接受的教诲与训练有关,是曾经的学习与成长经历让我们与出版社产生了强烈的共鸣。

谈起引发上述共鸣的具体动因,要回溯至二十世纪八十年代。考上陈亦人老师研究生、忝列门墙的我，与一众师兄弟都曾有过诵读注本的共同经历，在我们每届研究生的培养计划中赫然条列着《注解伤寒论》《伤寒论条辨》《伤寒来苏集》等必读的注本书目；此外，在培养目标中甚至还会看到诸如读一本注本需要摘记多少张读书卡片、发表几篇读后感等至为具体的考核指标，这俨然是一份放在当下也算时髦的教学过程管理计划。如此培养模式不仅造就了我们这一代，其中的合理内核在我们指导研究生时也得到了全面的继承，在我们师门中，这一读书习惯似乎已浸润骨髓。这可能亦是后来我将丛书编写计划在师门公开后，虽未作过多说明，大家仍踊跃参与的缘由。

为什么读《伤寒论》一定要读注本？步入师门的第一堂专业课，接受的便是陈亦人老师针对这一问题令人信服的解答。陈师认为经典是示范、是永恒，但是，经典难读。他甚至援引"昔孔圣作《十翼》之传为其注释，将《易》之奥义转变为系统化的哲学思想，垂万古而不弊"来佐证经典注本的重要。谈到《伤寒论》，他感佩前人总结的"经语奥深，句字藏曝"，"详其句说，审其字意，知一章各有其源，六经各有其本，片言必有其归，只字必体其蕴"，认为《伤寒论》著成后，正是因为众多医家的皓首穷经，并结合自身临床实践，才能从不同学术视角，在注释中见仁见智、各出机杼，明《伤寒论》之理，发其奥旨，使这部经典著作得以流传，珠光闪耀，并亦因此促进了伤寒学术的进步。所以，是不同时代注家为《伤寒论》注入了强大的生命动力，注本提供了维系《伤寒论》历一千八百年而不衰的活力支撑。

讲到这里，或许仍有人质疑，诵读注本对专门从事《伤寒论》教学、理论研究者来说确实无可非议，但与临床家可能关系不大。要回答这一问题，我们不妨从古今医家的众多著述以及他们的成长之路中寻找答案。无论是金元四大家的刘、张、李、朱，还是温病学派的叶、薛、吴、王，在他们著述中都可以窥见对《伤寒论》注家学术的关注与临床运用的剪影。不只这些古代著名的临床大家如此，即或在其他众多近代医家身上也不难发现这样的端倪。如徐灵胎巧妙引用注本理论为《临证指南医案》评点；俞根初汇聚前人著述发扬与完善热病遗证辨治理论……当代众多国医大师在辨治现代疾病时更是从《伤寒论》注本中汲取了充足的养料。周仲瑛教授结合历代医家创见，运用蓄水、蓄血理论辨治流行性出血热；张伯礼院士在后世注家创用《伤寒论》复法启示下，巧用合方，最终成为"新冠"战场的人民英雄……

因此，凡是从事医、教、研工作的中医人，对经典的关注都不应仅限于经典本身！如果经典本身是中医学术之源，则经典之注应该是经典学术得以延续的活水。

明确了中医人读经典需读注本后，读哪些注本成为需要回答的第二个重要问题。众所周知，在一千八百多年的历史长河中，流传下来的《伤寒论》注本可谓汗牛充栋，这是一个大洋般的知识宝库，如何在偌大的书库中抽取代表性样本，尽最大可能地窥一斑而知全豹，这是一个颇难把握的技术问题。

值得庆幸的是，《伤寒论》注本虽然内容、特色各有千秋，但历代医家的研究积累为我们提供了极大的帮助。依照前人经验，结合学界共识，丛书将学界公认的《伤寒论》常见流派及其学术特点作为选取注本时的首要参考，同时充分考虑了注本作者的学术影响力。在上述原则指导下，本套丛书第一批选定了伤寒界迄今最具学术代表性的注本为底本，包括《注解伤寒论》《伤寒论条辨》《伤寒论集注》《伤寒溯源集》《伤寒来苏集》《伤寒贯珠集》《伤寒论纲目》七种，它们或倡导以经解经，或强调维护旧论，或执着错简重订，或属意辨证论治，可谓各显风采，争相斗艳。借助这套丛书，能够大概领略《伤寒论》色彩斑斓的注本世界。

在《伤寒论》研究史上，整理、校订《伤寒论》注本有较多的范例，而以注本为底本，针对注释内容进行全面、深入的补充订正与分辨剖析，本套笺注本的编纂可谓是做了一次有益的尝试。本次笺注，拟定从"注文浅释""医理探微""临证薪传""案例犀烛"四个方面，真实记录现代伤寒名师读书心悟，为方家抛砖引玉。亦希冀读者能在名师札记中全面、深入领悟前人注解《伤寒论》之宗旨，更希望以此为契机踏上高效学习《伤寒论》之路。

如果将注本喻作攀登经典高峰的阶梯，则笺注应该能成为阶梯上一道道能帮助大家攀梯的鲜明指引。借助笺注，不仅能让读者加深对注家作注的认识、解读出各注本精妙微奥的义蕴、把握住伤寒学术发展脉络，也可以藉由笺注中指出的注释偏颇，帮助大家在攀援阶梯时避开歧路与误区。此外，由于笺注中嵌入了较多的鲜活案例，因而，本套丛书除能帮助读者藉注本进一步领悟《伤寒论》深厚理论外，还能帮读者拉近经典理论、注家学术与临床实践的距离。

由于新冠肺炎疫情阻隔，尽管正式编纂前门内师兄弟们曾进行过数度线上交流与论证，但仍不如线下交流那么直接与顺畅，加之作为总主编的我协调能力有限，导致不少有益建议未能悉数摄纳其中，由此可能直接影响了丛书的编纂质量，这些，都应该责之于我。

希望丛书在出版发行后能得到大家批评与教正，以便下次再版时更上一层楼。

周春祥

2021 年 6 月

伤寒贯珠集

导读

尤怡与《伤寒贯珠集》

一、作者介绍

尤怡,字在泾,号拙吾,清长洲(今属江苏苏州)人,因淡于荣利,隐迹花溪,饲鹤观鱼,故号饲鹤山人。少年时家境贫寒,曾以卖字画为生,后师承马俶学医,学习勤奋,博览医书,医术进益,深得赏识。马俶素负傲名,门生甚众,晚年得怡,喜曰:"吾今得一人胜得千万人矣!"马俶是明代著名医家李中梓的门人,尤氏又师承马俶,属李中梓的士材学派传人。尤氏早年行医声名未著,至中晚年医术愈发精湛,治病多有奇效,医名大振,名噪三吴。

尤氏治学严谨,继承发扬,发微创新,自成一家。其尊古师古而不泥古,对前人学术以临证实践为准则,对精华的内容则大力继承和发扬,对错误的内容敢于质疑并加以指正,对于前人未提及的则勇于发挥和创新临证。如提出大青龙汤证,其辨不在营卫两病,而在烦躁一证;又如口眼歪斜之症,尤氏经临床反复观察,指出"凡手废在左者,则口眼歪于右;废在右者,则口眼歪于左。大法散邪养血,往往获愈,若纯施补,则留连转剧"。

其读书多深思,殚思竭虑,反复精研,以求融会贯通。如《医学读书记》中记载一人食咸则头汗如注,食淡则否,诊之心脉独大而搏指。尤氏困惑难解,茶饭之间亦思索此事,后忽得顿悟:所以头汗出者,因心火太盛,而水不盛之也。味咸属水,而能降火,火与水搏,火盛水微,不能盛而反外越也。其出于头者,水本润下,而火性炎上,水为水激,反从其化也。食淡则否者,咸味涌泄为阴,淡味渗泄为阳,阳于阳从,不相激射,故得遂其渗泄之性而下行也。

其善总结,凡有所得,必做读书笔记,《医学读书记》为其搜揽诸书,辄笔诸简,提要钩玄之作。

在学术上,尤氏继承了李中梓治病求本,先天之本在肾,后天之本在脾,侧重于阳气,补气在补血之先的学术思想。如其治疗慢性病,甚至危急重症,在"治病求本"思想的指导下常灵活运用六味、八味丸进行治疗。

在前人继承基础上,精研仲景之论,提出《伤寒论》之根本在于辨证论治,治病活人,其精要当是治法,无需胶执于条文顺序是否为仲景之原貌,故著《伤寒贯珠集》以分类归纳伤寒、注重治法研究伤寒的思想,实现"治法统贯伤寒论",正如其在《伤寒贯珠集·卷一》中所言:"夫振裘者必挈其领,挂网者必提其纲。不知出此,而徒事区别,纵极清楚,亦何适于用哉。兹略引大端于前,分列纲目于后,而仲景之方与法,罔不备举","八百轮珠,个个在手"。尤氏这一思想也得到了后世医家的认可,清代唐笠三言"仲景著书之旨,如雪亮月明,令人一目了然,古来未有"。

尤氏秉承喻昌"议病论"思想,提出治病前先抓主症以正病名,而后辨证抓其纲要,最后着眼于治疗。其在《金匮翼》中每记载一种疾病时,都先详论该病症状为何、病位何在、病机如何、寒热虚实如何辨得,最后再列出治疗该病的代表方药。不仅如此,尤氏在其医案的按语亦重议论,或论病机,或言辨治之法。

除《伤寒贯珠集》外,尤氏还著有《金匮要略心典》《金匮翼》《医学读书记》《静香楼医案》等,这些书籍对后世都有较大影响。

二、伤寒贯珠集学术特色

《伤寒贯珠集》刊发于1810年,本书思路新颖,论说精透,结构谨严,注释精辟,颇为后世医家推崇,是研究《伤寒论》较好注本之一。

"以法编次,层次井然",《伤寒贯珠集》采用以六经为纲、治法为目、以方类证的方法,对《伤寒论》原文次序做了重新编排和归类,并进行逐条注解,突出了伤寒治法特色。

书中按六经病之排列顺序,三阳篇在前,三阴篇在后,并按每篇疾病之特点,加以论述。三阳病以经、腑立论,三阴病以经、脏立说,各篇以法类证,以证论治,这种分类,独辟一门,颇有见地。篇幅最多的太阳病,分正治、权变、斡旋、救逆、类病等五种。正治以汗法立论,权变是对正治汗法而言,因人体虚实有别,脏腑阴阳有异,或素有痰饮痞气,虽同患伤寒病,亦不得用正治之法,用小建中汤、炙甘草汤、大小青龙及桂枝二麻黄一汤权变治之;斡旋是汗不得法之变证,有汗出不彻,使邪不外散,或汗出过多,损伤正气,导致发黄、蓄血、四逆汤等证;救逆是当汗而反下,或既下而复汗,以及温针等所致变证,其实救逆与斡旋同属一类,仅是误治之因不同而已;类病形似伤寒,实非伤寒,如风湿、中喝、霍乱等病。如此使太阳病归类清晰,提要挈领,总归一贯,比于百八轮珠,故以"贯珠"之称也。

阳明腑病多于经病,经、腑病予正治之法,有宜下、宜清、宜温之异;次为明辨法,以攻下及外导润下等法;又其次为杂治法,或散或下以疗病变发黄、蓄血等证。少阳居表里之间,当肓膜之处,外不及于皮肤,内不及于脏腑,有汗吐下之戒,唯小柴胡汤方和解表里,为少阳正治之法;其次则有少阳权变法,和解而兼汗、下之法;又其次为刺法。太阴中风则以桂枝汤发汗之法;经脏俱病之证,与先里后表之法。少阴为太阳之里,居厥太二阴之间,有邪在太阳而已内及少阴者,有寒中少阴而仍外连太阳者,有邪在少阴而或兼厥阴,或兼太阴者,其治法不外清法、下发、温法、生死法。厥阴病,阴极阳复,故宜先辨厥热进退,以明生死之机,次论生死微甚。厥阴有寒热,治则有清法、温法之别,次又有瘥后劳复等法。

此外,《伤寒贯珠集》参入《金匮要略》原文的编次,为尤氏所独创。如太阳类病加了《金匮要略》痉湿喝篇痉病,"太阳病,发热无汗,反恶寒者,名曰刚痉"等五条,以扩类病之法,这样的编次创新对保持《伤寒论》学术体系完整性,对后学者颇有裨益。

尤氏博采众长,拾前人之遗,注释详细,解惑质疑,更正前误,结合临床深入浅出,自成一家。如对《伤寒论》价值定位,历来有两种不同看法,一种认识是《伤寒论》所书大法,皆为伤寒病而设,是外感病专著;另一种认识是书虽论治伤寒,但其中涉及脏腑经络,营卫气血,寒热虚实等应用,对临床有普遍指导意义,所谓"千般疢难,如指诸掌,故能医伤寒,即能医杂证"。《伤寒贯珠集》一书即是第二种认识的最好注脚,书中常有"仲景御变之法如此,谁谓伤寒非全书哉","不特伤寒,即杂病亦有之","且不特伤寒如是,即杂病亦如是"等。而且从尤氏诊疗许多杂病时,活用伤寒方、伤寒法,并取得佳效也表明了他自己的观点。

尤氏还提出六经俱可受寒邪说。人感受风寒邪气,其传经的一般顺序是先由太阳经,传入阳明经,再入少阳经,然后依次传入太阴经、少阴经和厥阴经。但风寒之邪,不必一定来自太阳经,六经皆可直接受寒邪而为病。这一观点在《伤寒贯珠集·阳明病风寒不同证治八条》言:"夫风寒中人,无有常经,是以伤寒不必定自太阳,中寒不必定自三阴。论中凡言阳明中风、阳明病、若中寒及少阳中风、太阴少阴厥阴中风等语,皆是本经自受风寒之证,非从太阳传来者也。"其首提六经俱可受寒邪,不必定自太阳的学术观点,即六经皆能感受寒邪,不一定都从太阳经传入,即使是从太阳经传入,也不一定都循经递进。在这一观点影响下,在六经篇都有相关条文支撑,除太阳经外,有"阳明中风,口苦,咽干,腹满,微喘,发热,恶寒,脉浮而紧","少阳中风,两耳无所闻,目赤,胸中满而烦者是也"。不单阳明、少阳阳经有病邪直中者,三阴经亦有这种情况,"少阴病,始得之,反发热,脉沉者",少阴初受寒邪之证也。"四肢烦疼,阳微阴涩而长者",为太阴初受风邪之证。"厥阴中风,脉微浮为欲愈,不浮为未愈",是厥阴初受风邪之脉。同时,尤氏指出:少阴中风、太阴中风、厥阴中风这三种情况又与寒邪直中三阴不同,直中三阴则病在脏,而这三种情况为病在经。这一见解是符合《伤寒论》原义的,同时也与临床实际相吻合,直中和传经确实有所区别,这一思想受到了后世医家的肯定与重视。

又如太阳病"三纲鼎立",起于王叔和、孙思邈。王叔和曰:"风则伤卫,寒则伤营,营卫俱病,骨节烦疼。"孙思邈尝谓:"夫寻方之大意不过三种:一则桂枝,二则麻黄,三则青龙……"后至宋经朱肱、许叔微等加以发挥,明方有执《伤寒论条辨》更加以重墨,据三者重新划分太阳病篇,至清喻嘉言,在方氏立论的基础上,更进一步宣扬三纲分篇的优点,提出"夫足太阳膀胱病主表也,而表有营卫之不同,病有风寒之异,风则伤卫,寒则伤营,风寒兼受则营卫两伤,三者之病,各分疆界,仲景立桂枝汤、麻黄汤、大青龙汤,鼎足大纲三法,分治三证,风伤卫则用桂枝汤,寒伤营则用麻黄汤,风寒两伤则用大青龙汤,用之得当,风寒立时解散,不劳余力矣。"至此,三纲鼎立之说,风行一时,此论影响颇大。但尤氏对此提出异议,"按伤寒分立三纲,桂枝主风伤卫,麻黄主寒伤营。大青龙主风寒两伤营卫,其说始于成氏、许氏,而成于方氏、喻氏。以愚观之,桂枝主风伤卫则是,麻黄主寒伤营则非。盖有卫病而营不病者矣,未有营病而卫不病者也。至于大青龙证,其辨不在营卫两病,而在烦躁一证。其立方之旨,亦不在并用麻、桂,而在独加石膏。王文禄谓风寒并重,闭热于经,故加石膏于发散药中是也。若不过风寒并发,则麻黄、桂枝已足胜其任矣,何必更须石膏哉!须知中风而或表实,亦用麻黄;伤寒而或表虚,亦用桂枝;其表不得泄,而闭热于中者,则用石膏;其无热者,但用麻、桂。此仲景心法也。炫新说而变旧章,其于斯道,不愈趋而愈远哉。"尤氏之见论述公正,修正三纲鼎立的谬误之处,也符合客观实际,对临床实践也有较好指导价值。

但以治法分类的方证研究模式也造成了形式与内容的冲突,如太阳、阳明经府证问题,看起来好似一致,实则带来学术问题;又如冠以阳明病字眼的少阳阳明合病,虽在阳明篇,但从内容看更宜与少阳小柴胡汤证合而学习。正所谓瑕不掩瑜,尤氏《伤寒贯珠集》,以治法提挈纲领,条理通达,又不囿于古人,颇有自己的创建,后世学习《伤寒论》及临床辨证应用是很有参考价值的。

周春祥

2021 年 5 月

伤 寒 贯 珠 集

目录

卷二 太阳篇 下

卷五少阳篇

卷六太阴篇

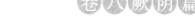

卷七 少阴篇

卷八 厥阴篇

伤寒贯珠集序

尝读仲景先师《伤寒论》序曰：夫天布五行，以运万类；人秉五常，以有五脏。经络府俞，阴阳会通，元冥幽微，变化难极。自非才高识妙，安能探其理致哉！医学之难，有自来矣！其曰：勤求古训，博采众方，撰用《素问》、《九卷》、《八十一难》、《阴阳大论》、《胎胪药录》并平脉辨证，为《伤寒杂病论》一十六卷。虽未能尽愈诸疾，庶可以见病知原。若能寻余所集，思过半矣！观此，则知其探索钩提，实究天人合一之理。是以立法制方，神妙不测；持脉辨证，不可思议。故后世尊之为医圣。自晋王叔和分为二书，割裂颠倒，冠以"序例"。后贤有窥其谬妄者，削例辨驳，率意改编，各成一家言，虽亦有裨后学，要不能无买椟还珠之弊。况乎立言愈多，其理愈晦，致学者益增歧路之悲，遂不免追憾于叔和矣。饲鹤山人尤在泾先生，所注《伤寒贯珠集》八卷，汇诸家之学，悟仲景之意，遂能提其纲，絜其领，不愧轮珠在手。惜乎其书尚未镂板，世之传写者，不无亥豕之误。兹细加校核用活字版印成，以公同好云。

嘉庆庚午畅月二然朱陶性识

清　饲鹤山人尤怡在泾注
　　鄞县曹赤电炳章圈点

卷一　太阳

辨列太阳条例大意^①

伤寒一证，古称大病。而太阳一经，其头绪之繁多，方法之庞杂，又甚于他经^②，是以辨之非易，然非不可辨也。盖太阳之经，其原出之病与正治之法^③，不过二十余条而已，其他则皆权变法、斡旋法、救逆法、类病法也。假使治伤寒者，审其脉之或缓或急，辨其证之有汗无汗，从而汗之解之，如桂枝、麻黄等法^④，则邪却而病解矣。其或合阳明，或合少阳，或兼三阳者，则从而解之清之，如葛根、黄芩、白虎等法^⑤，亦邪分而病解矣。此为正治之法。顾人气体有虚实之殊，脏腑有阴阳之异，或素有痰饮痞气，以及咽燥、淋、疮、汗衄之疾，或适当房室、金刃、产后、亡血之余，是虽同为伤寒之候，不得竟从麻桂之法矣。于是乎有小建中、炙甘草、大小青龙及桂枝二麻黄一等汤也，是为权变之法。而用桂枝、麻黄等法，又不能必其无过与不及之弊。或汗出不彻，而邪不外散，则有传变他经及发黄蓄血之病；或汗出过多，而并伤阳气，则有振振擗地，肉瞤筋惕等证，于是乎有可更发汗、更药发汗及真武、四逆等法也，是为斡旋之法。且也医学久芜，方法罕熟，或当汗而反下，或既下而复汗，以及温针、艾灼、水渍种种混施，以致

---

① 【注文浅释】
　　本部分作为太阳篇分类方法，现代教材是本证、兼证等分类，尤氏对辨治内容按治疗策略进行归类，分为正治法、权变法、斡旋法、救逆法、类病法。这一方法对把握太阳病颇有裨益，不啻为一种良法，值得借鉴。

② 【注文浅释】
　　言太阳一经头绪繁多、方法庞杂，甚于他经，概指仲景所述之太阳病全篇，非太阳病本身。

③ 【注文浅释】
　　指代的是太阳中风证、太阳伤寒证及合病内容。

④ 【注文浅释】
　　指桂枝汤、麻黄汤等解表发汗之法。

⑤ 【注文浅释】
　　指太阳阳明合病的葛根汤，太阳少阳合病的黄芩汤及三阳合病的白虎汤，这里是以方药代治法。

结胸痞满,挟热下利,或烦躁不得眠,或内烦饥不欲食,或惊狂不安,或肉上粟起,于是乎有大小陷胸、诸泻心汤、文蛤散等方也,此为救逆之法。至于天之邪气,共有六淫,太阳受邪,亦非一种,是以伤寒之外,又有风温、温病、风湿、中湿、湿温、中暍、霍乱等证,其形与伤寒相似,其治与伤寒不同。于是乎有桂附、术附、麻黄、白术、瓜蒂、人参、白虎等方,此为伤寒类病法也。夫振裘者,必挈其领,整纲者必提其纲。不知出此,而徒事区别,纵极清楚,亦何适于用哉! 兹略引大端于前,分列纲目于后,而仲景之方与法,罔不备举。然后太阳一经,千头万绪,总归一贯,比于百八轮珠^①,个个在手矣。六经仿此,详见各篇。

太阳正治法第一

太阳病脉证三条

太阳之为病,脉浮,头项强痛而恶寒。

人身十二经络,本相联贯,而各有畛界^②。是以邪气之中,必各有所见之证与可据之脉。仲景首定太阳脉证,曰:脉浮,头项强痛^③、恶寒,盖太阳居三阳之表,而其脉上额交巅,入络脑,还出别下项,故其初病,无论中风、伤寒,其脉证皆如是也。后阳明篇云:阳明之为病,胃家实也。少阳篇云:少阳之为病,口苦,咽干,目眩也。三阴篇云:太阴之为病,腹满而吐,食不下,自利益甚,时腹自痛;少阴之为病,脉微细,但欲寐;厥阴之为病,消渴,气上冲心,心中疼热,饥而不欲食,食即吐蛔。暨本文共六条,递举六经受病之脉证^④。故柯氏目为六经之纲领,而此则为太阳之纲领也。然阳明条下无口干、恶热之文,少阳证中

①【注文浅释】

书名"贯珠集",贯,是古代穿铜钱的绳索(把方孔钱穿在绳子上,每一千个为一贯);珠,为珍珠。这里指代理解伤寒论要先把握贯穿上下的总纲,要善引其纲,不一一摄其目,正所谓执一御万。

②【注文浅释】

畛(pàn):界限之意。

③【注文浅释】

头项强痛:即头痛项强之意。强(jiàng),强直不柔和。

④【注文浅释】

上面六条被列为六经病提纲证,这一内容与当今教材相一致,以此便于理解各经病脉证特点。

① 【注文浅释】

虽言提纲证，但不拘泥于字眼，当知其为反映六经病特点的典型症，并非涵盖全部。比如这条太阳提纲证，未提发热，但应知有发热一症，如下面中风证、伤寒证均有发热，只是恶寒起病即见，发热有时相对出现较迟罢了，应彼此互参。

② 【注文浅释】

中(zhòng)风：证名。此指外感风邪的表证，是太阳病的一种证型。与突然晕倒、口眼歪斜为特征的中风病不同。

③ 【注文浅释】

汗出营阴外泄，故脉象松弛而呈缓象，当今理解与历代前贤认识相一致。

④ 【医理探微】

太阳伤寒是以无汗、身不即热、脉紧为特征，太阳中风以汗出、恶风、身热、脉缓为特点。二者鉴别主要在于有无汗出，脉缓与紧。

注中虽未以恶风、恶寒为太阳中风、太阳伤寒辨治眼目，但主张中风见恶风、伤寒见恶寒说亦不可信。此外，将发热与不发热归结为风为阳邪、阳气疾，寒为阴邪、阴气徐亦不正确！拘于邪气属性，不从感邪轻重、正邪力量对比、正气抗邪反应快慢去认识是片面的。

无往来寒热之目，少阴欲寐仅举一端，太阴、厥阴多言脏病，学者当参合他条，毋徒执一可也^①。

太阳病，发热，汗出，恶风，脉缓者，名为中风^②。

此太阳中风之脉的证也。太阳篇中，原有伤寒、中风、风温、温病、中湿、风湿、湿温、痉暍等证。仲景盖以诸病皆有发热，皆能传变，与伤寒同，其实所受之邪则不同，故特列而辨之，所以清伤寒之源也。王叔和氏分出痉、湿、暍三种，以为与伤寒相似，宜应别论。其中风、风温等病，仍汇太阳篇中，要之中风、风温、温病虽并得称伤寒，而其病发之状，与治之之法，实与伤寒不同。叔和汇列于此者，又以正中风、风温、温病之始也。然详仲景篇中，每多风寒互举之处，似有不容分别而出之者，岂非以风寒之气恒相兼，与阴阳之致可互参耶？余故以中风、伤寒并列于此，而风温、温病则隶于类病法下，遵先圣之旨也。至于汗出脉缓^③之理，成氏暨诸贤所谓风性解缓，而卫不外固者是矣，兹不复赘。

太阳病，或已发热，或未发热，必恶寒，体痛，呕逆，脉阴阳俱紧者，名曰伤寒。

此太阳伤寒之脉的证也，与前中风条参之自别。盖风为阳邪，寒为阴邪，阳气疾，阴气徐，故中风身热，而伤寒不即热也。风性解缓，寒性劲切，故中风汗出脉缓，而伤寒无汗脉紧也。恶寒者，伤于寒则恶寒，犹伤于风则恶风，伤于食则恶食也。体痛呕逆者，寒伤于形则痛，胃气得寒则逆也。然窃尝考诸条：中湿、风湿，并兼体痛；中风、中暍，俱有恶寒；风邪上壅，多作干呕；湿家下早，亦成哕逆。故论太阳伤寒者，当以脉紧、无汗、身不即热为主，犹中风以脉缓、多汗、身热为主也^④。其恶寒、体痛、呕逆则以之合证焉可耳。不言无汗者，以脉紧该之也。此二条乃太阳病之条目也。

桂枝汤脉证七条

太阳中风，阳浮而阴弱，阳浮者，热自发，阴弱者，汗自出，啬啬恶寒，淅淅恶风，翕翕发热，鼻鸣干呕者，桂枝汤主之^①。

太阳中风者，阳受风气而未及乎阴也，故其脉阳浮而阴弱。阳浮者，不待闭郁而热自发；阴弱者，不必攻发而汗自出。所以然者，风为阳邪而上行，卫为阳气而主外，以阳从阳，其气必浮，故热自发。阳得风而自强，阴无邪而反弱，以弱从强，其气必馁，故汗自出^②。啬啬恶寒，淅淅恶风者，肌腠疏缓，卫气不谐，虽无寒而若不能御，虽无风而常觉洒淅也。翕，越也，动也，盛也，言其热时动而盛，不似伤寒之一热至极也。鼻鸣干呕，不特风气上壅，亦邪气暴加，里气上争之象，是宜桂枝汤助正以逐邪，抑攘外以安内也。

桂枝汤方^{③④}

桂枝 三两，去皮　甘草 二两，炙　芍药 三两　生姜 三两，切

的营卫失调等，都可以本方化裁治疗，其临床应用范围颇为广泛，不限于外感疾病，还可用于杂病。

④【案例犀烛】

郭某，男，5岁，2009年1月初诊。半年前无明显诱因出现皮肤大面积瘀斑，经诊断为特发性血小板减少性紫癜。予以泼尼松等对症治疗，症状好转后出院。后长期反复，斑点始终存在，曾

寻求中医治疗，前期多以清热凉血法为主，后期多用补气摄血之法，但见效甚微。现一旦摔倒或受到碰撞，会出现大块瘀斑且高出皮肤，因此家长不敢让其出门，无法进行正常学习、生活。实验室检查：血小板计数200×10⁹/L，血小板体积7.1 fl，血红蛋白115 g/L。查体：四肢皮肤可见广泛瘀斑、瘀点，多呈淡紫、淡红色，大者较硬币大，多连接成片，部分可触及血肿，高出皮肤，局部无按压痛。

无恶寒、发热，无明显肢体疼痛，无呕血、便血等，精神可，胃口欠佳，二便调。舌淡红，苔薄白，脉缓。处方：桂枝12克，白芍10克，生姜10克，大枣15克，炙甘草10克，仙鹤草15克。服药7剂，皮肤瘀斑明显好转，获效守方。

按：本例按疾病常规治疗不效。从其胃口欠佳、皮肤瘀斑等特点，考虑脾胃不足，化生无源兼肌表失和，这正合桂枝汤应用特征，故以桂枝汤加味治疗而取效。

^①【注文浅释】
本条论述太阳中风证的病理、主证及辨治。条文冠以"主之"，这一字眼即提示汤证主证所在，同时也区别桂枝汤证其他"宜""与""可与"等条文。

^②【注文浅释】
这是汗自出的解释，但对初学恐难理解，可从卫阳不固、营阴失护、弱而不守角度理解。

^③【临证薪传】
桂枝汤中用到桂枝、芍药，芍药一般以白芍为主，二者比例是1∶1，这点在《伤寒论》中很重要。因为不同比例，其主证及辨治会有很大差异，由此衍生方称之为桂枝汤类方。
桂枝汤在这里用于外感病，但结合全书其他条文不难知其亦可用于内伤杂病。所以研习《伤寒论》桂枝汤，读者需要找寻桂枝汤应用外感、内伤的本质所在，方能更好把握这一汤证。
结合笔者临床应用经验，桂枝汤具有外和营卫、内和脾胃的作用。凡是病机上具有卫阳受伤、营气虚寒，或在里的阴阳不和，在外

大枣十二枚,擘

上五味咬咀,以水七升,微火煮取三升,去滓,适寒温,服一升。服已须臾,啜热稀粥一升余,以助药力。温覆令一时许,遍身漐漐象,微似有汗者益佳,不可令如水流漓,病必不除。若一服汗出病瘥,停后服,不必尽剂。若不汗,重服依前法。又不汗,后服小促,半日许,令三服尽。若病重者,一日一夜服,周时观之。服一剂尽,病证犹在者,更作服。若汗不出者,乃服至二三剂。禁生冷、黏滑、肉面、五辛、酒酪、臭恶等物。①

按风之为气,能动阳气而泄津液,所以发热汗自出,与伤寒之发热无汗不同。此方用桂枝发散邪气,即以芍药摄养津气。炙甘草合桂枝之辛,足以攘外;合芍药之酸,足以安内。生姜、大枣,甘辛相合,补益营卫,亦助正气,去邪气之用也。盖以其汗出而邪不出,故不用麻黄之发表,而以桂枝助阳以为表,以其表病而里无热,故不用石膏之清里,而用芍药敛阴以为里,此桂枝汤之所以异于麻黄大青龙也。服已须臾,啜稀粥一升余,所以助胃气,即所以助药力,金盖药力必借胃气以行也。温覆令微汗,不使流漓如水者,所谓汗出少者为自和,汗出多者为太过也。一服汗出病差,停后服者,中病即止,不使过之以伤其正也。若不汗,后服小促,及服至二三剂者,期在必克,以汗出为和而止也。仲景示人以法中之法如此。

太阳病,头痛,发热,汗出,恶风者,桂枝汤主之②。

太阳受邪,无论中风、伤寒,俱有头痛,俱有发热。但伤于寒,则表实无汗;伤于风,则表疏自汗。是头痛发热者,伤寒所同;而汗出恶风者,中风所独也。中风必

①【医理探微】
忌口的目的是防止饮食物影响疾病治疗与康复。要视患者具体情况而定,不可一概而论。现在的忌口规定过于机械,有的甚至是错误的!

②【医理探微】
此条与前述"桂枝汤主之"条文作为桂枝汤主证或典型证,以区别下列其他桂枝汤适应证。

以风剂治之，云桂枝汤主之者，见非他药所得而更者耳。

太阳病，外证未解，脉浮弱[①]者，当以汗解，宜桂枝汤。

太阳外证，即头痛、发热、恶风寒之属。外证未解，宜从汗解，然必审其脉之强弱而施治。若脉浮弱，则是中风阳浮阴弱之候，治宜桂枝汤，助正以逐邪。

太阳病，外证未解者，不可下也，下之为逆，欲解外者，宜桂枝汤主之[②]。

伤寒在表者宜汗，在里者宜下，此大法也。是以外证未解者，不可下。下之是病，在表而攻其里也，故曰逆。本论云：本发汗而复下之，此为逆也，若先发汗，治不为逆，此之谓也。而欲解外，则桂枝成法不可易矣。仲景于当汗之证，随示不可下之戒如此。

病常自汗出者，此为营气和，营气和者，外不谐，以卫气不共营气和谐故耳。以营行脉中，卫行脉外，复发其汗，营卫和则愈，宜桂枝汤[③]。

此即前条"阴弱者，汗自出"之意而发明之。谓营未病而和，则汗液自通；卫中风而不谐，则阴气失护，宜其汗常自出也。夫营与卫，常相和谐者也。营行脉中，为卫之守；卫行脉外，为营之护。何有发热恶寒之证哉！惟卫得风而自强，营无邪而反弱，邪正不同，强弱异等[④]，虽欲和谐，不可得矣，故曰营气和者外不谐。不谐则岂特卫病而已哉！故欲营之安，必和其卫；欲卫之和，必逐其风。是宜桂枝汤助阳取汗，汗出则邪去而卫和，卫和则营不受扰而愈。

病人脏无他病[⑤]，时发热，自汗出，而不愈者，此卫

①【医理探微】

相较于典型证的浮缓，此处的"浮弱"反映出正气的相对不足，故虽亦用桂枝汤解散表邪，但已非至当之治，所以仲景用一"宜"字。足见仲师已察得证之细微差异。若果是"阳浮而阴弱"的"弱"，何需用宜字！

②【医理探微】

本条有两点值得玩味：其一，既为太阳病，仲景何以突兀提下法，似乎下法与太阳病本就是风马牛不相及之事，两者何须讨论？其实本文暗藏太阳、阳明同病，外证未全解，阳明里证不甚之前提。此时的里实兼表当先解表，表解仍可攻里，与"太阳与阳明合病，喘而胸满者，不可下，宜麻黄汤"条较，暗含异曲同工之妙。其二，本条"宜桂枝汤主之"既云"宜"又言"主之"，逻辑相悖！从证情已非单纯太阳中风证而言，"主之"两字似为衍文。

③【医理探微】

本条论常自汗出的病理及治疗。病常自汗出，亦包括内伤自汗，其病机是营卫不和。

④【注文浅释】

注中"卫得风而自强"中的"强"不是卫气强盛而是病理性亢奋，如见发热、脉浮等表现；"营无邪而反弱"的"弱"字，也不是正气虚弱之"弱"，一是相较于邪犯卫气后卫强，二是营阴不能内守外泄后导致的相对不足。

⑤【注文浅释】

脏：泛指脏腑。脏无他病：即内脏无病。

①【注文浅释】
先其时：指在发热自汗出发作之前。

②【医理探微】
本条与上条都论营卫不和时自汗出的辨证论治。但这两条都未冠以"太阳病"字眼，后世多将此作为桂枝汤应用杂病辨治的条文，其拓展了桂枝汤临床应用范围，开阔了学习者的视野，摆脱了桂枝汤仅用于外感病治疗的固有观念。
其中"先其时发汗"的治疗技巧不仅用于本条应用，在临床具有普遍的指导价值，凡固定时间点或段发病的应在发病前服药治疗。

③【注文浅释】
此处未必有外邪，亦可能只是功能失调。

④【医理探微】
关于桂枝汤、麻黄汤等营卫之说，过去有三纲鼎立之说（具体详看大青龙汤证条文），其中谈及"风伤卫""寒伤营"，尤氏对此说是持否定意见的，其中"涉卫中营"颇有启发之意。

⑤【医理探微】
引入营卫虚实，看似深究，实有误导晦涩之嫌。言中风、伤寒之表虚，表实是两者证候属性相对而言的，不是深究营卫虚实不同的结果。

⑥【临证薪传】
桂枝汤应用禁忌证包括：①表闭脉浮紧者；②湿热或热邪内蕴者。条文虽言三条以示人，但善学者要从中把握其本质，不

气不和也。先其时①发汗则愈，宜桂枝汤主之②。

人之一身，经络纲维于外，脏腑传化于中。而其为病，从外之内者有之，从内之外者有之。脏无他病，里无病也。时发热自汗，则有时不发热、无汗可知。而不愈者，是其病不在里而在表，不在营而在卫矣。先其时发汗则愈者，于不热无汗之时，而先用药取汗，则邪③去卫和而愈。不然，汗液方泄而复发之，宁无如水淋漓之患耶！

太阳病，发热汗出者，此为营弱卫强，故使汗出，欲救邪风者，宜桂枝汤。

此即前条"卫不谐，营自和之意"，而申其说。救邪风者，救卫气之为风邪所扰也。然仲景营弱卫强之说，不过发明所以发热汗出之故。后人不察，遂有风并于卫，卫实而营虚；寒中于营，营实而卫虚之说。不知邪气之来，自皮毛而入肌肉，无论中风、伤寒，未有不及于卫者，其甚者，乃并伤于营耳。郭白云所谓"涉卫中营者"是也④。是以寒之浅者，仅伤于卫；风而甚者，并及于营。卫之实者，风亦难泄；卫而虚者，寒犹不固。无汗必发其汗，麻黄汤所以去表实而发邪气；有汗不可更发汗，桂枝汤所以助表气而逐邪气。学者但当分病证之有汗无汗，以严麻黄、桂枝之辨，不必执营卫之孰虚孰实，以证伤寒中风之殊⑤。且无汗为表实，何云卫虚？麻黄之去实，宁独遗卫？能不胶于俗说者，斯为豪杰之士。

桂枝汤禁三条⑥

桂枝本为解肌，若其人脉浮紧，发热汗不出者，不

拘泥于此。其禁忌不过是围绕桂枝汤证特征展开的，证以表虚汗出，方用芍药敛汗，故表闭无汗慎用；证以脾胃不足，方以甘温为主，不仅条文中湿热、热证不用，其他痰湿、食积等实证亦不用。

可与也。当须识此，勿令误也。

仲景既详桂枝之用，后申桂枝之禁，曰桂枝本为解肌，而不可用以发汗。解肌者，解散肌表之邪，与麻黄之发汗不同，故惟中风发热、脉浮缓、自汗出者为宜。若其人脉浮紧，发热汗不出，则是太阳麻黄汤证。设误与桂枝，必致汗不出而烦躁，甚则斑黄、狂乱，无所不至矣。此桂枝汤之大禁也。故曰：不可与也，当须识此勿令误也。仲景叮咛之意至矣。

若酒客病，不可与桂枝汤，得汤则呕，以酒客不喜甘故也。

《本草》云：酒性热而善上，又忌诸甜物。饮酒之人，甘味积中而热气时上，故虽有桂枝证，不得服桂枝汤。得之则呕，以酒客不喜甘，而桂枝汤味甘，能增满而致呕，亦一大禁也。

凡服桂枝汤吐者，其后必吐脓血也。

凡服桂枝汤吐者，不必尽是酒客。此其脾胃素有湿热蕴蓄可知。桂枝汤其甘足以酿湿，其温足以助热。设误服之而致吐，其湿热之积，上攻肺中，与表之邪风相得，蒸郁不解，发为肺痈，咳吐脓血，势有必至者矣。仲景因酒客，复申其说。

麻黄汤脉证七条

太阳病，头痛发热，身疼，腰痛，骨节疼痛，恶风，无汗而喘者[①]，麻黄汤主之。

足之太阳，其脉上际巅顶，而下连腰足。而寒之为气，足以外闭卫阳，而内郁营血。故其为病，有头痛发热、身疼腰痛、骨节疼痛、恶风、无汗而喘之证。然惟骨痛、脉紧、无汗为麻黄汤的证，其余则太阳中风亦得有之。学者

①【注文浅释】
后世称此系列症状为"麻黄八症"，代表了麻黄汤证的特征。

①【注文浅释】
麻黄汤脉象可与前述太阳伤寒条文互参。

②【临证薪传】
麻黄汤除用于太阳风寒表实证外,亦可用于杂病,对于肺失宣降的气喘,风寒外伤经脉,营血郁滞的周身关节疼痛,虽然没有表证,但用之都有疗效。其应用要点要抓住"病性以寒为主且肺气闭郁宣发失常"导致的不同病症。

③【医理探微】
尤注更应关注方后注中"覆取微似汗"这段文字,借此不仅了解了该方的药后护理方法,更从盖上衣被方能取得少量汗的描述,明白了只要对证用药,麻黄汤发汗之力并不可怕,甚至要求盖衣被来协助,以此来消除"麻黄汤用后汗出淋漓"的恐惧。

④【医理探微】
尤氏之说值得借鉴,众皆知麻黄宣肺气,杏仁降肺气,但还应知麻黄、杏仁泻肺气,肺卫气不足者慎用,所以有"治卫实之药"说。

⑤【医理探微】
脉浮数常与风热外感相关联,但不能拘泥于此。麻黄汤这条是太阳伤寒证感寒邪,卫阳闭郁,正邪交争激烈,见及发热,脉浮数。脉虽浮数,必与恶寒、身痛、无汗等症并见。这提示临床辨证,当灵活权变,不可执一而论。

若不以骨痛、脉紧、无汗为主,而但拘头痛、发热等证,必致发非所当发矣。虽本文不言脉紧,然可从无汗而推①。犹太阳伤寒条,不言无汗,而以脉紧该之也。

麻黄汤方②

麻黄_{三两,去节} 桂枝_{三两,去皮} 甘草_{一两,炙} 杏仁_{七十个,去皮尖}

上四味,以水九升,先煮麻黄,减二升半,去上沫,纳诸药,煮取二升半,去滓,温服八合。覆取微似汗③,不须啜粥。余如桂枝法将息。

人之伤于寒也,阳气郁而成热,皮肤闭而成实。麻黄轻以去实,辛以散寒,温以行阳。杏仁佐麻黄,达肺气,泄皮毛,止喘急。王好古谓其"治卫实之药"④是也。然泄而不收,升而不降。桂枝、甘草,虽曰佐之,实以监之耳。

脉浮者,病在表,可发汗,宜麻黄汤。

脉浮而数者,可发汗,宜麻黄汤⑤。

二条凭脉以言治,而不及证,且但举浮与数,而不言紧,而云可与麻黄汤发汗,殊为未备⑥。然仲景自有太阳伤寒条与麻黄汤证,在学者当会通全书而求之,不可拘于一文一字间也。

太阳病,脉浮紧,无汗,发热,身疼痛,八九日不解,表

⑥【医理探微】
尤氏以为条文"殊为未备",诲人当"不可拘于一文一字间",看似正确,却有待商榷。此两条实系仲景对证候变化的精妙辨识,这样的脉候罗列画龙点睛,展示了证候轻重的差异。概言之,脉浮为邪郁于表相对较轻,浮数为邪郁于表相对较重,正邪交争剧烈。因此,点睛之笔,一文一字不光要"拘"且需细究!

证仍在,此当发其汗,服药已,微除,其人发烦目瞑①。剧者必衄,衄乃解。所以然者,阳气重故也。麻黄汤主之。

脉浮紧,无汗发热,身疼痛,太阳麻黄证也。至八九日之久而不解,表证仍在者,仍宜以麻黄汤发之。所谓治伤寒不可拘于日数,但见表证脉浮者,虽数日犹宜汗之是也。乃服药已,病虽微除,而其人发烦目瞑者,卫中之邪得解,而营中之热未除也。剧者血为热搏,势必成衄,衄则营中之热亦除,而病乃解。所以然者,阳气太重,营卫俱实,故须汗血并出,而后邪气乃解耳。阳气、阳中之邪气也。郭白云:麻黄汤主之五字,当在此当发其汗下。

伤寒脉浮紧,不发汗,因致衄者,麻黄汤主之。

太阳病,脉浮紧,发热,身无汗,自衄者愈②。

伤寒脉浮紧者,邪气在表,法当汗解。而不发汗,则邪无从达泄,内搏于血,必致衄也。衄则其邪当去,而犹以麻黄汤主之者,此亦营卫并实,如上条所云阳气重之证。上条卫已解而营未和,故虽已发汗,犹须得衄而解。此条营虽通而卫尚塞,故既已自衄,而仍与麻黄汤发汗而愈。然必欲衄而血不流,虽衄而热不解者,乃为合法,不然靡有不竭其阴者。于是仲景复著夺血无汗之例曰:脉浮紧,发热,身无汗,自衄者愈。谓阳气重者,须汗血并出,以泄其邪。其稍轻者,设得衄血,邪必自解,身虽无汗,固不必更以麻黄汤发之也。

太阳病,十日已去,脉浮细而嗜卧者,外已解也。设胸满胁痛者,与小柴胡汤;脉但浮者,与麻黄汤③。

太阳病,至十余日之久,脉浮不紧而细,人不躁烦而嗜卧,所谓紧去人安,其病为已解也。下二段是就未解时说,谓脉浮细,不嗜卧而胸满胁痛者,邪已入少阳,为未解也,则当与小柴胡汤;若脉但浮而不细,不嗜卧者,邪犹在

① **【注文浅释】**
目瞑:目视不明,视物昏花。《集韵》:"瞑,目不明也。"

② **【医理探微】**
此条与前衄血条条文论述了太阳伤寒衄血的成因和不同转归。
关于衄血,在临床实际中其性质需细作分析后才可作出正确的判断:①表郁太甚,正邪交争,损伤阳络,此为表寒郁闭明显,仍当发表以散邪;②表郁太甚,正邪交争,邪借衄为出路,衄后脉静身凉;③表郁太甚,入里化热,波及营血,出现营血分证,当凉血止血。

③ **【医理探微】**
本条主要阐述太阳病多日之后的三种转归,其中第三种"脉但浮者",以脉代证,说明证仍在表,虽未明言浮紧脉,但证仍属表实,故仍可予麻黄汤发汗解表,故列入麻黄汤证相关条文中。
十日病久,证情如何,仍当辨证以对,不可计日传经,胶柱鼓瑟!

太阳而未解也,仍当与麻黄汤,非外已解,而犹和之发之之谓也。

合病证治六条

太阳与阳明合病,喘而胸满者,不可下,宜麻黄汤主之[①]。

胸中为阳之位,喘而胸满者,病发于阳而盛于阳也。邪在阳则可汗,在阴则可下。此以阳邪盛于阳位,故不可下之以虚其里,里虚则邪且陷矣。而宜麻黄汤汗之以疏其表,表疏则邪自解矣。合病者,两经同病。邪气盛者,其伤必多,甚则遍及三阳也。

太阳与阳明合病者,必会下利,葛根汤主之。

太阳与阳明合病[②],不下利,但呕者,葛根加半夏汤主之。

伤寒之邪,在上则为喘满,入里则为下利。两阳合病,邪气盛大,不特充斥于上,抑且浸淫于里,故曰必自下利。其不下利者,则必上逆而呕。晰而言之,合病下利者,里气得热而下行也;不下利但呕者,里气得热而上行也[③]。夫邪盛于外而之内者,仍当先治其邪,葛根汤合用桂枝、麻黄而加葛根,所以解经中两阳相合之邪。其不下利而但呕者,则加半夏以下逆气,而葛根解外,法所不易矣。

葛根汤方[④]

葛根四两　生姜三两,切　甘草二两,炙　芍药二两　桂

---

① 【医理探微】

既言太阳与阳明合病,又言不可下,暗示当有可下之阳明表现,只是不需攻下罢了。如此,则既符合病为太阳与阳明合病之论述,亦符合治疗可否用下法的讨论。那么,该条言及的阳明病有怎样的症状表现呢?从可否用下法的讨论知应该是不大便,而不大便又为何不可下呢?这才是本条揭示的真谛,二阳同病,是否同治,大有讲究。虽见阳明不大便,但疾病重心并不在阳明,而在太阳,因而得出不可下的判断。这不仅是对病证属性的判断,更是对复杂病情量的思考。

② 【注文浅释】

此处连列三条,皆云太阳阳明合病,反映了太阳病与阳明病之间密切的关联,但同病的证候表现却各个不同,或为影响足阳明胃,或为影响手阳明大肠,即或影响手阳明大肠亦有大肠传导不及之便秘与传导太过的下利之不同。所以出现这样的差异,全是人体结构功能精密使然。由此,深谙脏腑复杂功能对临床病理转归及辨治至为重要!

③ 【医理探微】

尤氏从条文中总结了外感风寒在阳明症的两种情况。但其理不仅限于此,研读时通过把握其本质还可进行拓展。从麻黄汤证风寒表闭特征,其感风寒重者,必会影响机体气机升降出入,除呕哕下利外,还可见便秘、喘、烦躁等不同表现。临床遇此情况,仍以解表发散为主,不纠于传变的症状。

④ 【注文浅释】

葛根汤组成既非桂枝汤加葛根,亦非麻黄汤加葛根,而是桂枝汤加麻黄、葛根,其所针对的太阳病究竟属中风表虚还是伤寒表实?值得玩味!

枝二两,去皮

麻黄三两,去节,汤炮,去黄汁,焙干称　大枣十二枚,擘

上七味,以水一斗,先煮葛根、麻黄减二升去上沫,纳诸药,煮取三升,去滓,温服一升,覆取微似汗,不须啜粥。余如桂枝法将息及禁忌。

葛根加半夏汤方

于葛根汤内加半夏半升,洗。

太阳与少阳合病,自下利者,与黄芩汤。若呕者,黄芩加半夏生姜汤主之。

少阳居表里之间,视阳明为较深,其热气尤易内侵。是以太阳与少阳合病,亦自下利,而治法则不同矣。太阳阳明合病者,其邪近外,驱之使从外出为易;太阳少阳合病者,其邪近里,治之使从里和为易。故彼用葛根,而此与黄芩也[①]。夫热气内淫,黄芩之苦,可以清之;肠胃得热而不固,芍药之酸,甘草之甘,可以固之。若呕者,热上逆也,故加半夏、生姜以散逆气;而黄芩之清里,亦法所不易矣。

黄芩汤方

黄芩三两　甘草二两,炙　芍药二两　大枣十二枚,擘

上四味,以水一斗,煮取三升,去滓,温服一升,日再夜一服。

黄芩加半夏生姜汤方

于黄芩汤内加半夏半升,生姜三两,余依前法。

① 【临证薪传】

尤氏论及太阳合病阳明、少阳不同治法值得借鉴。

但其所言“邪近外、近里”中“外”和“里”的概念并非现代所指的阳明为里,少阳为半表半里之意。这里“外”指太阳肌表病位,外感风寒,肺宣发失常,传变阳明,二者密切关联,故可毕其功于一役;“里”指病位偏深,虽有太阳所主之肤表发热,又有少阳胆火内郁,以少阳为重点,故治从少阳。

三阳合病,腹满身重,难以转侧,口不仁①而面垢②,谵语,遗尿。发汗则谵语,下之则额上生汗,手足逆冷。若自汗出者,白虎汤主之③。(此条叔和隶阳明篇中)④

三阳合病,脉浮大上关上,但欲眠睡,目合则汗。(此条隶少阳篇中)

三阳合病,视诸合病邪气较大矣。而太阳之腑膀胱,阳明之腑胃,少阳之腑胆,热邪盛满,自经入腑,故腹满身重,口不仁而面垢,谵语遗尿及但欲眠睡,目合则汗,皆为里为热之征也。夫里而不表,故不可汗,汗之则津亡,胃燥而谵语;热而不实,复不可下,下之则中伤气竭,而额上生汗,手足逆冷。若自汗出句,顶腹满身重四句来,谓有腹满身重等证而自汗出者,则虽三阳合病,而邪聚于阳明者较太阳为多,故宜白虎汤清而解之。若不自汗出者,则太阳为多,白虎不可与矣。脉浮大,上关上者,病盛于阳经,故脉亦盛于阳位也。但欲眠睡者,热胜而神昏也。目合则汗者,胆热则液泄也⑤。此条盖补上条之所未备,而热之聚于少阳者,视太阳、阳明较多矣。设求治法,岂白虎汤所能尽哉⑥!

①【注文浅释】
口不仁:口中感觉失常,食不知味,语言不利。

②【注文浅释】
面垢:面部如蒙油垢,此因阳明热浊之气上熏所致。

③【医理探微】
三阳合病,为太阳、阳明、少阳三经同时发病。然从所述症状表现看,实以阳明热盛为主。热壅阳明,气滞于腹则腹满;邪热炽盛,伤津耗气,则身重、难以转侧;阳明经脉环口,胃热炽盛,浊热上攻,则口不仁;足阳明胃经布于面,浊热循经上熏,故面垢;邪热上扰心神,神明无主则谵语;热盛神昏,膀胱失约,则遗尿;里热迫津外泄,则自汗出。本证阳明里热亢盛,故治以白虎汤直清里热。

④【注文浅释】
尤氏虽将此条列入合病范畴,但从条文内涵、应用角度讲,并非侧重强调合病这一特点,所以列入阳明篇更合适,王叔和之意确有道理的。

但此条阳明篇未列,所以笔者在此篇解读、研读过程中应与阳明篇相关内容彼此互参。

⑤【注文浅释】
目合则汗,是广义的闭眼则汗出还是狭义的盗汗?如属盗汗,又是病盛于阳经热盛所致者,则应是盗汗的另一类型。尤氏从胆热立论,颇有创见,但邪热已至

神昏,岂是单纯胆热所能导致?值得分别。

⑥【临证薪传】
本条的核心眼目在于"自汗出",虽热重神昏谵语,但自汗出提示热仍外散为主,津亏未殆尽,并未入里结滞形成阳明腑实证。

所以白虎汤应用要点在于:热盛充斥表里,但津液亏伤未至殆尽。凡符合这一病理特征可以考虑,不必拘泥于"大热、大汗、大渴、脉洪大"四大症及《温病条辨》"脉弦而细者,脉沉者,不渴者,汗不出者"的四禁。

白虎汤方①

石膏一斤　　知母六两　　甘草二两　　粳米六合

上先煮石膏数十沸,再投药、米。米熟汤成,温服。

辨伤寒受病阴阳不同一条

病有发热恶寒者,发于阳也;无热恶寒者,发于阴也。发于阳者,七日愈;发于阴者,六日愈。以阳数七,阴数六故也。②

此条特举阳经阴经受邪之异③,而辨其病状及其愈期。发于阳者,病在阳之经也,以寒加阳,阳气被郁,故发热而恶寒;发于阴者,病在阴之经也,以阴加阴,无阳可郁,故无热而但恶寒耳。夫阳受邪者,必阳气充而邪乃解;阴受病者,必阴气盛而病始退。七日为阳气来复之日,六日为阴气盛满之候,故其病当愈耳。然六日七日,亦是概言阴阳病愈之法大都如此,学者勿泥可也④。

太阳病愈时日及欲解之候与传经之证六条

太阳病,头痛,至七日以上自愈者,以行其经尽故也。若欲作再经者,针足阳明,使经不传则愈。

太阳病头痛,所谓病发于阳也,法当七日愈。云以上者,该常与变而言之也。行其经尽者,邪行诸经,尽而当

① 【案例犀烛】

男,45 岁。平素喜煎炸燥热食品,嗜烟酒,很少吃蔬果,近 1 周大便秘结,如厕时仅排出少量臭秽粪水,复腹胀痛不适,小便黄。发热头痛,烦渴引饮,舌红干燥苔厚垢少津,脉象沉涩有力。辨证:阳明热实证。治法:泄热通腑。白虎汤加生地、芒硝,服药 1 剂后泻下如羊粪样便甚多,热退,一身轻松,无任何不适。[《黑龙江中医药》,2003(5):39]

按:白虎汤辛凉重剂,能够清热保津,达热外出,没有内热掣肘,阳明气自然肃降。应根据病情,知常知变,灵活运用,但以高热烦渴引饮应用较多,凡热性病症,病位属阳明者,可考虑运用。

② 【注文浅释】

本条以寒热二症辨别阴阳。六经病证有阴阳、表里、虚实、寒热之不同,临证当详细辨证。一般而言,三阳病多属阳证、热证、实证,三阴病多属阴证、寒证、虚证。本条指出,发热恶寒为发于阳,无热恶寒为发于阴,是根据发热的有无来首辨六经病的阴阳属性,起到了提纲挈领的作用,正如《素问·阴阳应象大论》说:"夫善诊者,察色按脉,先别阴阳。"因此,本条实为六经病辨证之总纲。

③ 【注文浅释】

这里阳经、阴经非经络之意,而是六经之意。

邪在三阳,多为正盛邪实,正邪斗争较为激烈,故发热是其常见证候。如太阳病之发热恶寒、少阳病之寒热往来、阳明病之但热不寒。而病入三阴,机体抵抗力较弱,正邪交争不明显,甚至正气无力抗邪,故多为无热恶寒,甚或有手足厥冷,身踡脉微等阴寒证。

④ 【注文浅释】

病愈之期,尤氏说理独到,但"阴受病者,必阴气盛而病始退",很是费解。但最后叮嘱"学者勿泥可也",倒也中肯。

解也。设不解，则将从太阳而复入阳明，所谓作再经也。故针足阳明，以引邪外出，邪出则经不传而愈矣。盖伤寒之邪，有在经在腑在脏之异，行其经尽者，邪行诸经而未入脏腑之谓。而经脉阴阳相贯，如环无端，是以行阴极而复行阳者有之。若入厥阴之脏，则病深热极而死耳。其或幸而不死者，则从脏出腑而愈，未闻有作经再传者也。此条诸注释俱误，盖于经、腑、脏未审耳。

再按：《内经》云：伤寒一日，巨阳受之云云。又云，七日太阳病衰，头痛少愈云云。盖伤寒之邪，有离太阳而入阳明者，有遍传诸经而犹未离太阳者。此太阳病头痛，至七日以上自愈，正与《内经》之旨相合。[①]盖六日邪遍六经，至七日而太阳先受者，当先解耳。则是所谓行其经尽者，不但未入腑脏，亦并未离太阳，所以当有头痛。所谓作再经者，七日不愈，而欲至十四日也。针足阳明者，以其经多气多血，可以任受针石，且离太阳未远，尤易逐邪外出耳。

太阳病欲解时，从巳至未止。

太阳经为诸阳之长，巳午未时为阳中之阳。太阳病解，必从巳至未，所谓阳受病者，必阳气充而邪乃解也，与发于阳者七日愈同意。

风家，表解而不了了者，十二日愈。

风家表解，邪退而正安矣。而犹不能霍然无患者，邪去未尽故也。十二日，经气已周，余邪毕达，故必自愈。

欲自解者，必当先烦，乃有汗而解。何以知之？脉浮故知汗出解也。

邪气欲解之候，必先见之于证与脉。若其人自烦而脉浮者，知其邪必将从汗而解。盖自烦为邪正相争之候，而脉浮为邪气外达之征也。设脉不浮而沉，则虽烦，岂能

①**【注文浅释】**

历来认为本条所述是病证日传一经，七日六经传遍，再传太阳，此说应是受《内经》"计日传经"说的影响太深。视尤氏之论，认为太阳头痛是延续至七日，意谓病未离开太阳，其间并无其他五经之传，颇合临床实际。

作汗？即汗亦岂得解哉①？

伤寒一日，太阳受之，脉若静者，为不传，颇欲吐，若躁烦，脉数急者，为传也。

伤寒二三日，阳明少阳证不见者，为不传也。②

寒气外入，先中皮肤太阳之经，居三阳之表，故受邪为最先。而邪有微甚，证有缓急，体有强弱，病有传与不传之异。邪微者，不能挠乎正，其脉多静；邪甚者，得与正相争，其脉则数急，其则躁烦而颇欲吐。盖寒邪稍深，即变而成热，胃气恶邪，则逆而欲吐也。然邪既传经，则必递见他经之证。伤寒二三日，阳明少阳受病之时，而不见有身热、恶热、口苦、咽干、目眩等证，则邪气止在太阳，而不更传阳明少阳可知。仲景示人以推测病情之法如此③。

太阳权变法④第二

不可发汗例十条

咽喉干燥者，不可发汗。

病寒之人，非汗不解，而亦有不可发汗者，不可不审。咽喉者，诸阴之所集，而干燥则阴不足矣。汗者，出于阳而生于阴也。故咽喉干燥者，虽有邪气，不可以温药发汗。若强发之，干燥益甚，为咳，为咽痛，为吐脓血，无所不至矣。云不可发汗者，谓本当汗而不可发之，非本不当汗之证也。此所谓之变也⑤。下文仿此。

淋家⑥，不可发汗。发汗必便血⑦。

巢氏云：淋者，肾虚而膀胱热也。更发其汗，损伤脏阴，增益腑热，则必便血。如强发少阴汗而动其血之例也。

① 【注文浅释】
尤氏此段延伸解释颇多启示，反映出辨病自解亦需四诊合参！

② 【注文浅释】
两条条文，一为根据脉症辨太阳病传与不传，一为根据证候表现辨传与不传。两条条文各举一端，一论病程短却见病传变，一论病程长病仍未见传变，反映"计日传经"说之不可信。仲景本意如此，当谨记！

③ 【医理探微】
以上两条举例说明判断太阳病是否发生传变的依据，一言以脉为主，一言以证为主，提示判断病情传变应以脉证为凭。正如尤氏所言此为推测病情的方法，至于具体条文已经不重要了，此对临床具有重要指导意义。

④ 【注文浅释】
与正治法构成对应关系，是灵活变通之法。为何要灵活变证？是证已更形复杂，以权变法补正治法之未逮！

⑤ 【注文浅释】
尤论暗含汗兼他法之意，是并用还是先后取舍皆是权变之法。

⑥ 【注文浅释】
淋家：指久患淋证之人。淋，指小便淋漓不尽，尿频量少，尿道涩痛之证。

⑦ 【注文浅释】
便血：此处指尿血。

①【注文浅释】
痓：筋脉拘急。

②【注文浅释】
额上陷，脉急紧：指额部两旁（相当于太阳穴）凹陷处动脉拘急。

③【注文浅释】
小便已阴疼：指小便后尿道疼痛。

④【注文浅释】
此变证仲景以禹余粮丸治疗，惜该方已佚。从该方主药禹余粮的功用推测，其法应为敛阴止汗，重镇安神。

疮家，虽身疼痛，不可发汗。汗出则痓①。

身疼痛，表有邪也。疮家脓血流溢，损伤阴气，虽有表邪，不可发汗，汗之血虚生风，必发痓也。

衄家，不可发汗。汗出必额上陷，脉紧急②，目直视，不能眴，不得眠。

额上陷脉紧急者，额上两旁之动脉陷伏不起，或紧急不柔也。《灵枢》云：两跗之上，脉陷竖者，足阳明。陷谓陷伏，竖即紧急，与此正相发明。目直视，不能眴，不得眠，皆亡阴之证也。

亡血家，不可发汗。发汗则寒栗而振。

阴亡者，阳不守。亡血复汗，寒栗而振者，阴气先虚，而阳气后竭也。按疮家衄家，并属亡血，而此条复出亡血家者，该吐、下、跌仆、金刃、产后等证为言也。

汗家，重发汗，必恍惚心乱，小便已阴疼③，与禹余粮丸④。

五液在心为汗，心液亡者，心阳无附，则恍惚心乱。心虚生热，下流所合，则小便已阴疼。禹余粮丸方缺。常器之云：只禹余粮一味，火煅服亦可。按：禹余粮，体重可以去怯，甘寒可以除热，又性涩，主下焦前后诸病也。

病人有寒，后发汗，胃中冷，必吐蛔。

有寒，里有寒也。里有寒者，虽有表邪，必先温里而后攻表，如后四逆汤之法。乃不与温里而反发汗，损伤阳气，胃中虚冷，必吐蛔也。

形作伤寒，其脉不弦紧而弱，弱者必渴，被火者必谵语。弱者发热，脉浮，解之当汗出，愈。

形作伤寒，其脉当弦紧而反弱，为病实而正虚也。脉弱为阴不足，而邪气乘之，生热损阴，则必发渴。乃更以火劫汗,两热相合,胃中燥烦,汗必不出,而谵语立至矣。若发热脉浮,则邪欲出表,阴气虽虚,可解之,使从汗而愈,如下条桂枝二越婢一①等法。若脉不浮,则邪热内扰,将救阴之不暇,而可更取其汗耶?

脉浮数者,法当汗出而愈。若下之,身重心悸者,不可发汗,当自汗出乃解。所以然者,尺中脉微,此里虚,须表里实,津液自和,便自汗出愈。

脉浮数者,其病在表,法当汗出而愈,所谓脉浮数者,可发汗,宜麻黄汤是也。若下之,邪入里而身重,气内虚而心悸者,表虽不解,不可以药发汗,当俟其汗自出而邪乃解。所以然者,尺中脉微,为里虚不足,若更发汗,则并虚其表,里无护卫,而散亡随之矣。故必候其表里气复,津液通和,而后汗出而愈,岂可以药强迫之哉!

脉浮紧者,法当身疼痛,宜以汗解之。假令尺中迟②者,不可发汗。何以知之然?以营气不足,血少故也。

脉浮紧者,寒邪在表,于法当身疼痛,而其治宜发汗。假令尺中脉迟,知其营虚而血不足,则虽身疼痛,而不可发汗。所以然者,汗出于阳而生于阴,营血不足而强发之,汗必不出;汗即出而筋惕肉眴,散亡随之矣。可不慎哉!

桂枝二越婢一汤脉证一条

太阳病,发热恶寒,热多寒少,脉微弱者,此无阳也,不可发汗,宜桂枝二越婢一汤③。

无阳与亡阳不同④。亡阳者,阳外亡而不守也,其根在肾;无阳者,阳内竭而不用也,其源在胃。发热恶寒,热多寒少,病须得汗而解,而脉微弱,则阳无气⑤矣。阳者,津液之根,犹水之气也,无气则水不至,无阳则津不化,而

① 【注文浅释】
桂枝二越婢一汤,阴虚不可用!

② 【注文浅释】
迟脉在这里是血虚为主,可与桂枝新加汤证"脉沉迟"互参。

此条言尺中迟,前条言尺中脉微,皆里虚之候,即或表证在,亦不可轻言发汗。

③ 【注文浅释】
为语序倒装,"宜桂枝二越婢一汤"应接于"热多寒少"句后。将后续"脉微弱者,此无阳也"认作桂二越一汤所治证,联系前文,根源在尤氏认为该方能治阴内虚之表证,实缪!

④ 【注文浅释】
无,指并非没有,而是不足之意;亡,才是殆尽消亡之意。古今文字理解差异。

⑤ 【注文浅释】
阳无气,指阳气虚弱。亡阳在肾,无阳在胃,不应该是必然对应关系。

①【临证薪传】

本方是桂枝汤与越婢汤合方，取桂枝汤原方剂量的1/4，越婢汤原方剂量的1/8合方而成，其剂量比为2：1，药物组成实为桂枝汤加麻黄、石膏。桂枝汤加少量麻黄轻散外邪，加石膏以清郁热，全方为表里双解之轻剂。

【案例犀烛】

许某，男，35岁，工人。病史：因劳动过剧，内蓄郁热，新寒外束，病初自觉发热恶寒，头痛，心烦热，体痛，有时汗出，口干舌燥，面红耳赤，脉象紧而数。曾服辛凉解表剂，加味银翘散，汗未出病不解，而寒热加剧。证属：表邪未解，内有郁热。治宜：散表邪，宣郁热。处方：生石膏15克，连翘12克，白芍10克，麻黄8克，生姜6克，甘草6克，桂枝5克。服药两剂后，遍身蒸蒸汗出，发热恶寒已解，身觉轻松，头已不痛，惟心中仍然觉烦热，身倦食少。后以清热和胃疏解之品，连进两剂，诸症霍然而解。（摘自《邢锡波医案集》，作者邢锡波）

按：外有风寒束表，内有烦躁里热，当以宣散，以辛凉解表反寒热加剧，说明透散不尽，郁闭加重，仍应发汗透散，但表闭不似麻黄汤证、大青龙汤证之重，故而以小发汗法，兼清里热，选桂枝二越婢一汤。

②【医理探微】

麻黄汤证、大青龙汤证等所代表的发汗是相对峻烈之法，桂麻各半汤证等诠释的是小汗之法，桂枝汤证阐述的是微汗，同样是汗法，仲景分丝析缕，辨识有序，体现了治法上"量"的差异，这种精确性辨析折射出其辨量论治

汗之源绝矣。虽发之，其可得乎？故用桂枝二分，生化阴阳；越婢一分，发散邪气。设得小汗，其邪必解。乃伤寒发汗之变法也。

桂枝二越婢一汤方①

论见后。

桂枝去皮　芍药　甘草炙　麻黄去节，各十八铢　生姜一两三钱，切

大枣四枚，擘　石膏二十四铢，碎，绵裹

上七味，㕮咀，以水五升，煮麻黄一二沸，去上沫，纳诸药，煮取二升，去滓。温服一升。

桂枝麻黄各半汤脉证一条

太阳病，得之八九日，如疟状，发热恶寒，热多寒少，其人不呕，清便欲自可，一日二三度发。脉微缓者，为欲愈也；脉微而恶寒者，此阴阳俱虚，不可更发汗，更下更吐也；面色反有热色者，未欲解也，以其不能得小汗出②，身必痒，宜桂枝麻黄各半汤③。

病在太阳，至八九日之久，而不传他经，其表邪本微可知。不呕，清便欲自可，则里未受邪可知。病如疟状，非真是疟，亦非传少阳也，乃正气内胜，数与邪争故也。至热多寒少，一日二三度发，则邪气不胜而将退舍矣。更

的精神，临床值得医者借鉴。

③【临证薪传】

凡病延日数较多，正气略虚，表邪未解，见有面赤身痒，邪郁于表，欲汗不得解者，因势利导。

临床应用于感冒、流感及其他热病之轻微表邪稽留较久者，以皮肤瘙痒为特征，如皮肤瘙痒症、面部瘙痒症等。

审其脉而参验之：若得微缓，则欲愈之象也；若脉微而恶寒者，此阴阳俱虚，当与温养，如新加汤之例。而发汗吐下，均在所禁矣。若面色反有热色者，邪气欲从表出，而不得小汗，则邪无从出。如面色缘缘正赤，阳气怫郁在表，当解之熏之之类也。身痒者，邪盛而攻走经筋则痛，邪微而游行皮肤则痒也。夫既不得汗出，则非桂枝所能解；而邪气又微，亦非麻黄所可发。故合两方为一方，变大制为小制，桂枝所以为汗液之地，麻黄所以为发散之用，且不使药过病，以伤其正也①。

①【注文浅释】
尤氏之言可借鉴，仲景合方而用，这里不仅更契合病症，也示范了经方应用的思路。

桂枝麻黄各半汤方

桂枝去皮　麻黄去节　甘草炙　芍药

生姜各一两　大枣四枚　杏仁二十四个，去皮尖

上七味，以水五升，先煮麻黄一二沸，去上沫，纳诸药，煮取一升八合，去滓，温服六合。

合论桂枝麻黄各半汤、桂枝二麻黄一汤、桂枝二越婢一汤三方：

按桂枝麻黄各半汤、桂枝二麻黄一汤、桂枝二越婢一汤三方，并两方合用，乃古之所谓复方也。细审其制，桂枝麻黄各半汤，助正之力，侔于散邪；桂枝二麻黄一汤，则助正之力多，而散邪之力少，于法为较和矣；其桂枝二越婢一汤，本无热证而加石膏者，以其人无阳，津液不足，不胜桂枝之任，故加甘寒于内，少变辛温之性，且滋津液之用，而其方制之小，示微发于不发之中，则三方如一方也。故桂枝汤不特发散邪气，亦能补助正气，以其方甘酸辛合用，具生阳化阴之妙。与麻黄合剂，则能尽麻黄之力，而并去其悍。与石膏同用，则能资石膏之益，而不挠乎权，

是虽麻、石并行，而实以桂枝为主，盖非滋养营卫，则无以为发汗散邪之地耳。凡正气不足，邪气亦微，而仍须得汗而解者，宜于此三方取则焉。后人不能尽桂枝之用，而求之人参、归、地之属，立意则同，而用药悬殊矣。

大青龙汤脉证二条

太阳中风，脉浮紧，发热，恶寒，身疼痛，不汗出而烦躁者，大青龙汤主之。若脉微弱，汗出恶风者，不可服。服之则厥逆[①]，筋惕肉𥆧[②]，此为逆也。

此治中风而表实者之法。表实之人，不易得邪。设得之，则不能泄卫气，而反以实阳气，阳气既实，表不得通，闭热于经，则脉紧身痛，不汗出而烦躁也。是当以麻黄、桂、姜之属以发汗而泄表实，加石膏以除里热而止烦躁，非桂枝汤所得而治者矣。盖其病已非中风之常病，则其法亦不得守桂枝之常法。仲景特举此者，欲人知常知变，不使拘中风之名，而拘解肌之法也。若脉微弱，汗出恶风，则表虚不实。设与大青龙汤发越阳气，必致厥逆、筋惕肉𥆧，甚则汗多而阳亡矣。故曰此为逆。逆者虚以实治，于理不顺，所以谓之逆也。

[①]【注文浅释】
厥逆：手足发凉。

[②]【注文浅释】
筋惕(tì)肉𥆧(rún)：指筋肉跳动。

--- **大青龙汤方** ---

麻黄六两，去节　　桂枝二两，去皮　　甘草二两，炙　　大枣十二枚，擘

石膏如鸡子大，碎　　生姜三两，切　　杏仁四十牛，去皮尖

上七味，以水九升，先煮麻黄，减二升，去上沫，纳诸药，煮取三升，去滓。温服一升，取微似汗。汗出多者，温粉扑之。一服汗者，停后服。汗多亡阳，遂虚，恶风烦躁，

不得眠也。

按：伤寒分立三纲①，桂枝主风伤卫，麻黄主寒伤营。大青龙主风寒两伤营卫，其说始于成氏、许氏，而成于方氏、喻氏。以愚观之，桂枝主风伤卫则是，麻黄主寒伤营则非。盖有卫病而营不病者矣，未有营病而卫不病者也。至于大青龙证，其辨不在营卫两病，而在烦躁一证。其立方之旨，亦不在并用麻、桂，而在独加石膏。王文禄谓风寒并重，闭热于经，故加石膏于发散药中是也。若不过风寒并发，则麻黄、桂枝已足胜其任矣，何必更须石膏哉！须知中风而或表实，亦用麻黄；伤寒而或表虚，亦用桂枝；其表不得泄，而闭热于中者，则用石膏；其无热者，但用麻、桂。此仲景心法也。炫新说而变旧章，其于斯道，不愈趋而愈远哉。

伤寒脉浮缓，身不疼但重，乍有轻时，无少阴证者，大青龙汤发之。

伤寒脉浮缓者，脉紧去而成缓，为寒欲变热之证②。《经》曰：脉缓者多热是也。伤寒邪在表则身疼，邪入里则

① 【注文浅释】

关于伤寒分立三纲，桂枝主风伤卫，麻黄主寒伤营。大青龙主风寒两伤营卫。伤寒名家陈亦人阐述甚详，援引于此，以飨大家。

自王叔和、孙思邈等提出，王叔和曰："风则伤卫，寒则伤营，营卫俱病……"孙思邈曰："夫寻方之大意，不过三种：一则桂枝，二则麻黄，三则青龙……"经宋代朱肱、许叔微等加以发挥，朱肱提出"大抵感外风者为伤风，感寒冷者为伤寒……桂枝主卫，麻黄主营，大青龙主营卫俱伤故也。"许叔微编为歌诀"一则桂枝二麻黄，三则青龙如鼎立。"明代方有执《伤寒论条辨》更据三者重新划分太阳病篇……及至清代喻嘉言，在方氏立论的基础上，更进一步宣扬三纲分篇的优点，提出"夫足太阳膀胱病主表也，而表有营卫之不同，病有风寒之各异，风则伤卫，寒则伤营，风寒兼受则营卫两伤，三者之病，各分疆界，仲景立桂枝汤、麻黄汤、大青龙汤，鼎足大纲三法，分治三证，风伤卫则

用桂枝汤，寒伤营则用麻黄汤，风寒两伤则用大青龙汤，用之得当，风寒立时解散，不劳余力矣。"

"三纲鼎立"说倡始于王叔和，底定于喻嘉言。此论影响颇大，似乎极有理，实际牵强附会。太阳统营卫，病则俱病，由于营行脉中，卫行脉外，邪自外袭，间可卫病而营未病，决不会营病而卫无病，营卫两者相较，不管桂枝证的卫强营弱，还是麻黄证的卫闭营郁，而病理矛盾的主要方面是卫而不是营，所以不仅把大青龙证说成两伤营卫是不确切的，说麻黄证是寒伤营也是错误的。（尤

氏言始于成无己、许叔微，陈亦人考证此论更早，应始于宋代朱肱）

陈亦人此论与尤氏观点可谓异曲同工。尤氏提出无论中风、伤寒并非如此泾渭分明，风伤卫，亦能伤于营，"涉卫中营"。

笔者有感于此补充于后，营卫之说由风寒而起，风寒本无区别，只是不同素体特质，在感风寒后营卫表现出不同的症状，但这并非简单的风损于卫，寒伤于营，所以理解不可僵化。

② 【临证薪传】

尤氏提出风寒郁闭由寒化热，郁滞经脉，故身痛变身重，此结合《灵枢·百病始生篇》"在络之时，痛于肌肉，其痛之时息，大经乃代"更能理解，邪由小络而入大经，身痛反息。此论较于现代伤寒论教材更加明确，临床意义更大。

关于此条，陈亦人教授也提出相似观点，认为热郁滞经络导致身重，这可作为中诊湿邪导致的身重的有益补充，陈师并将此身重与疲劳综合征相关联，拓展其临床应用，启迪后学。

身重。寒已变热而脉缓,经脉不为拘急,故身不疼而但重。而其脉犹浮,则邪气在或进或退之时,故身体有乍重乍轻之候也。是以欲发其表,则经已有热;欲清其热,则表犹不解。而大青龙汤,兼擅发表解热之长,苟无少阴汗出、厥逆等证者,则必以此法为良矣。不云主之而云发之者,谓邪欲入里,而以药发之,使从表出也。旧注谓伤寒见风,故并用麻黄者,非。

小青龙汤脉证二条

伤寒表不解,心下有水气①,干呕,发热而咳,或渴,或利,或噎,或小便不利,少腹满,或喘者,小青龙汤主之。

表寒不解,而心下有水饮,饮寒相搏,逆于肺胃之间,为干呕发热而咳,乃伤寒之兼证也。夫饮之为物,随气升降,无处不到,或壅于上,或积于中,或滞于下,各随其所之而为病②。而其治法,虽各有加减,要不出小青龙之一法。麻黄、桂枝,散外入之寒邪;半夏、细辛、干姜,消内积之寒饮;芍药、五味,监麻、桂之性③,且使表里之药相就而不相格耳。

小青龙汤方④

麻黄　桂枝　芍药　细辛　干姜　炙甘草各三两
五味　半夏各半升

上八味,以水一斗,先煮麻黄,减二升,去上沫,纳诸药,煮取三升,去滓,温服一升。

按《说文》云:龙之为灵,能幽能明,能大能小,或登于天,或入于川,布雨之师,亦行水之神也。大青龙合麻、桂

---

① 【注文浅释】
心下,即胃脘部,此处泛指里。水气,属病理概念,指水饮为患。其临床表现为咳嗽、吐白色清稀的泡沫痰。

② 【医理探微】
饮邪特点善动不居,周游上下,入于肺则饮邪犯肺,逆于胃则胃气上逆。

③ 【医理探微】
关于小青龙汤药味,除尤氏之说外,桂枝、炙甘草、干姜还能温助心阳以暖肺金,与麻黄、细辛蠲化水饮。

④ 【临证薪传】
小青龙汤为外寒内饮,临床应用不必拘泥外感风寒,也不必拘泥于水饮犯肺,水饮在胃、水饮在肌表(溢饮)等亦可应用。所以,凡水饮或痰饮病在上在外(或水饮伴见脉浮),以无汗肺宣发失常者皆可应用。

而加石膏，能发邪气，除烦躁；小青龙无石膏，有半夏、干姜、芍药、细辛、五味，能散寒邪，行水饮。而通谓之青龙者，以其有发汗蠲饮之功，如龙之布雨而行水也。夫热闭于经，而不用石膏，汗为热隔，宁有能发之者乎？饮伏于内，而不用姜、夏，寒与饮搏，宁有能散之者乎？其芍药、五味，不特收逆气而安肺气，抑以制麻、桂、姜、辛之势，使不相惊而相就，以成内外协济之功耳。

加减法：

若微利者，去麻黄加芫花如鸡子大，熬①**令赤色。**

微利者，水渍入胃也；下利者，不可攻其表，故去麻黄之发表，而加芫花之行水。

若渴者，去半夏，加瓜蒌根三两。

渴者，津液不足，故去半夏之辛燥，而加栝蒌之苦润。若饮结不布而渴者，似宜仍以半夏流湿而润燥也。

若噎②**者，去麻黄，加附子一枚，炮。**

噎者，寒饮积中也。附子温能散寒，辛能破饮，故加之。麻黄发阳气，增胃冷，故去之。

若小便不利，小腹满，去麻黄，加茯苓四两。

小便不利，小腹满，水畜于下也，故加茯苓以泄蓄水。不用麻黄，恐其引气上行，致水不下也。

若喘者，去麻黄，加杏仁半升，去皮尖。

喘者，水气在肺，故加杏仁，下气泄肺。麻黄亦能治喘，而不用者，恶其发气也。

伤寒心下有水气，咳而微喘，发热不渴。服汤已，渴者，此寒去欲解也，小青龙汤主之。

内饮外寒，相得不解，气凌于肺，为咳而微喘。发热不渴，如上条之证也。是必以小青龙外解寒邪，内消水饮为主矣。若服汤已渴者，是寒外解而饮内行也，故为欲解。小青龙汤主之六字,当在发热不渴下。

或问水饮之证,或渴或不渴①云何? 曰:水积于中,故不渴也。其渴者,水积一处,而不得四布也②。然而不渴者,常也;其渴者,变也。服小青龙汤已而渴者,乃寒去饮消之常道也。

十枣汤证治一条

太阳中风,下利呕逆,表解者,乃可攻之。其人漐漐汗出,发作有时,头痛,心下痞硬满,引胁下痛,干呕,短气,汗出不恶寒者,此表解里未和也,十枣汤主之。

此外中风寒,内有悬饮之证。下利、呕逆,饮之上攻而复下注也。然必风邪已解,而后可攻其饮。若其人漐漐汗出,而不恶寒,为表已解,心下痞硬满,引胁下痛,干呕短气,为里未和。虽头痛而发作有时,知非风邪在经,而是饮气上攻也,故宜十枣汤下气逐饮。

十枣汤方

芫花熬　甘遂　大戟　大枣十枚

上三味等分,各别捣为散,以水一升半,先煮大枣肥者十枚③,取八合,去滓,纳诸药末。强人服一钱匕,羸人服半钱,温服之,平旦服。若下少,病不除者,明日更服,加半钱。得快下利后,糜粥自养④。

按《金匮》云:饮后,水流在胁下,咳吐引痛,谓之悬饮。又云:病悬饮者,十枣汤主之。此心下痞硬满,引胁下痛,所以知其为悬饮也。悬饮非攻不去,芫花、甘遂、大戟,并逐饮之峻药。而欲攻其饮,必顾其正,大枣甘温以益中气,使不受药毒也。

五苓散证①治一条

中风发热,六七日不解而烦,有表里证,渴欲饮水,水入则吐者,名曰水逆,五苓散主之。

太阳风邪,至六七日之久而不解,则风变热而传里,故烦而渴,有表里证。即身热、烦渴之谓。渴欲饮水,水气不行,而反上逆则吐。名水逆者,言因水气而逆②,非火逆气逆之谓,故当以五苓散辛甘淡药,导水而泄热也③。

五苓散方④

猪苓　茯苓　白术各十八铢　桂枝半两　泽泻一两六铢

上五味为末,以白饮⑤和服方寸匕,日三服。多饮暖水,汗出愈。

表实里虚四逆汤先救里一条

病发热头痛,脉反沉,若不瘥,身体疼痛,当救其里,宜四逆汤。

发热身疼痛,邪在表也。而脉反沉,则脉与病左矣。不瘥者,谓以汗药发之而不瘥也。以其里气虚寒,无以为发汗散邪之地,故与四逆汤,舍其表而救其里,如下利身疼痛之例也⑥。

四逆汤方

生附子一枚　干姜一两半　炙甘草二两

上三味,㕮咀,以水三升,煮取一升二合,去滓,分温再服。强人可大附子一枚,干姜三两。

① 【注文浅释】
五苓散证又称太阳蓄水证。

② 【注文浅释】
水逆证为五苓散证的重证,是由于水气不化,出现渴欲饮水,水入即吐的病证。

③ 【医理探微】
五苓散之处方用药:一方面白术健脾利水,桂枝与茯苓相配,另一方面因势利导用猪苓、泽泻从下焦导水外出。

④ 【临证薪传】
五苓散临床应用不必拘泥条文症状,比如小便多或尿频亦可应用。重在理解背后机制:脾运失常导致相关功能紊乱或失调。

⑤ 【注文浅释】
白饮:即米汤。亦作面汤水。

⑥ 【医理探微】
表里同病,当判轻重缓急,这里是里证为急为重,故先治里。这为临床表里先后治疗策略提供了参考。

阳微先汗阴微先下随脉施治一条

太阳病未解,脉阴阳俱停,必先振栗①汗出而解。但阳脉微者,先汗出而解;但阴脉微者,下之而解。若欲下之,宜调胃承气汤主之。

脉阴阳俱停者,阴阳诸脉,两相停匀,而无偏胜也。既无偏胜,则必有相持不下之势,故必至于战而汗出,而后邪气乃解②。振栗者,阴阳相争之候也。但阳脉微者,阳邪先衰,故当汗出而解;但阴脉微者,阴邪先衰,故可下之而解。所谓攻其坚而不入者,攻其瑕而立破也。然本论云:尺中脉微者,不可下。此又云:但阴脉微者,下之而解。盖彼为正虚而微,此为邪退而微也。脉微则同,而辨之于邪与正之间,亦未易言之矣。调胃承气乃下药之最轻者,以因势利导,故不取大下而取缓行耳。夫伤寒先汗后下者,法之常也,或先汗或先下,随脉转移者,法之变也。设不知此,而汗下妄施,宁不为逆耶?

调胃承气汤方

大黄四两,去皮 炙甘草二两 芒硝半斤

上三味,以水三升,煮取一升,去滓,纳芒硝,更上火微煮令沸,少少温服之。

伤寒里虚法先补里二条

伤寒二三日,心中悸而烦者,小建中汤主之③。

伤寒里虚则悸,邪扰则烦。二三日悸而烦者,正虚不足,而邪欲入内也。是不可攻其邪,但与小建中汤温养中气,中气立则邪自解。即不解,而攻取之法,亦可因而施矣。仲景御变之法如此，谁谓伤寒非全书哉？

小建中汤方[①]

桂枝去皮　炙甘草　生姜各三两　芍药六两　胶饴一升

大枣十二枚，擘

上五味，以水七升，煮取三升，去滓，内胶饴，更上微火消解。温服一升，日三服。

伤寒脉结代[②]，心动悸[③]，炙甘草汤主之。

脉结代者，邪气阻滞而营卫涩少也。心动悸者，神气不振而都城震惊也。是虽有邪气，而攻取之法，无所施矣。故宜人参、姜、桂以益卫气，胶、麦、麻、地、甘、枣以益营气。营卫既充，脉复神完，而后从而取之，则无有不服者矣，此又扩建中之制，为阴阳并调之法如此[④]。今人治

从来诊时的"腹中拘挛疼痛，按之不弛，后常郁郁，气志不乐"诸症，土木不和，颇似木郁犯土之证，想来前面医生也多以此治疗，用疏木运土之逍遥、柴胡剂治之，然据案中记载，吉益东洞反以小建中与之，因此，证情显然不是如此简单。

首先，从病症分析有脾土运化失常，又有肝气郁滞，属于土木不和，确诊无疑。当面对不同病症并存时，需要从整体观角度加以判断，标本缓急、主次问题，这就是思维的过程，前医大都看到情志不畅伴随脾胃功能失常，习惯性诊为肝郁犯及脾土所致。这一病例刚好与之相反，土木不和以脾胃不足为主，木郁横逆于土为次，土虚为本，木郁为标。

其次，本证为土木同病，属肝郁脾虚，但二者偏重主次如何，需要进行判断。在本案中，医生采

用了腹诊，对腹痛轻重程度进行判断，发现腹诊肌肉紧张，稍有抵抗，不松弛，认为这是脾虚寒凝为主，肝郁横逆为次，进而以饴糖、桂枝等温通为主，辅以芍药酸敛苦泄，酸敛则肝气收而不散，恢复其条达之性，苦泄则气血通达，正如《伤寒论求是》所言芍药"敛与破兼具"。

东洞之所以以建中为法，是他敏感地认识到了病证土因虚而壅，木因土壅而不达。在治法方面，虽疼痛表现出劲急之实象，但其治疗却仍应宗"塞因塞用"之旨，以建中益气、补脾益气为主，其辨治疑难令人叹服！

之结脉，"不能自还"的谓之代脉。

结代脉皆属间歇脉，以脉在搏动中有停止为主要特点，由于其脉来缓而中止，故皆属阴脉，一般见于心阴阳气血不足、无力鼓动血脉之时，反映病情较重、预后较差。此外，结代脉亦可见于痰食阻滞、七情惊恐及孕妇，往往预后较好，应注意分别。

病,不问虚实,概与攻发,岂知真气不立,病虽去,亦必不生,况病未必去耶!

炙甘草汤方①

一名复脉汤。

甘草四两,炙　生姜三两　桂枝三两,去皮　人参二两
阿胶二两

麦冬半升,去心　生地一斤　麻仁半升　大枣三十枚

上九味,以清酒七升,水八升,先煮八味,取三升,去滓,内胶,烊消尽。温服一升,日三服。

结阴代阴脉法一条

脉按之来缓,而时一止复来者,名曰结。又脉来动而中止,更来小数,中有还者反动,名曰结,阴也;脉来动而中止,不能自还,因而复动,名曰代,阴也。得此脉者,必难治。

脉来数,时一止复来者,名曰促;脉来缓,时一止复来者,名曰结。结者,邪气结滞,而脉之行不利也。又结与代,相似而实不同。结脉止而即还,不失至数,但少差迟耳;代脉止而不还,断已复动,有此绝而彼来代之意,故名曰代。而俱谓之阴者,结代脉皆为阴,故谓之结阴代阴也。凡病得此脉者,攻之则邪未必去而正转伤,补之则正未得益而邪反滞,故曰难治。仲景因上条脉结代,而详言其状如此。

以上并太阳权变之法。权变者,谓有汗证而不得迳用汗药也。而其间或取小汗,或待其自解,或兼清热,或兼消饮,或先救里,或建中气,或养营卫,种种不同。世道

日降,人心不古,凡所患病,类多兼证,学者于此等变法,尤当着意。故特类列于此,凡二十三条。

太阳斡旋法第三

服桂枝汤后证治六条

太阳病,初服桂枝汤,反烦不解者,先刺风池、风腑,却与桂枝汤则愈。

太阳病与桂枝汤,于法为当矣。乃初服之,反加烦热而不解者,阳邪痹于阳而不去也。风池、风腑,阳维之会,阳维者,诸阳之所维,刺之所以通阳痹。痹通,然后与桂枝取汗则愈。此仲景法中之法也。①

服桂枝汤,大汗出,脉洪大者,与桂枝汤如前法。若形如疟,日再发者,汗出必解,宜桂枝二麻黄一汤。

服桂枝汤,汗虽大出而邪不去,所谓如水淋漓,病必不除也。若脉洪大,则邪犹甚,故宜更与桂枝取汗②。如前法者,如啜热稀粥,温覆取汗之法也。若其人病形如疟,而一日再发,则正气内胜,邪气欲退之征。设得汗出,其邪必从表解。然非重剂所可发者,桂枝二麻黄一汤以助正而兼散邪,而又约小其制,乃太阳发汗之轻剂也。

① **【注文浅释】**

论太阳中风重证,初服桂枝汤反烦不解者,可采用先针后药,针药并用的治疗方法。太阳中风证,服桂枝汤,是正确的治法,应微汗而解。

② **【医理探微】**

出现大汗出,脉洪大,此脉症一般为阳明热证主要表现,虽似阳明热证,但治疗却是"与桂枝汤如前法",知其证仍是以表证为主。由此知桂枝汤证脉象可见及洪大脉,这与以往认知迥然有异。

桂枝二麻黄一汤方

论见前。

桂枝一两十七铢,去皮　大枣五枚,擘　炙甘草　芍药

生姜各一两六铢　麻黄十六铢,去节　杏仁十六个,去皮尖

上七味,以水五升,先煮麻黄一二沸,去上沫,纳诸药,煮取二升,去滓。温服一升,日再服。

服桂枝汤,大汗出后,大烦渴不解,脉洪大者[①],白虎加人参汤主之。

服桂枝汤后,大汗出,脉洪大,与上条同。而大烦渴不解,则其邪去表而之里,不在太阳之经,而入阳明之腑矣。阳明者,两阳之交,而津液之腑也。邪气入之,足以增热气而耗津液,是以大烦渴不解。方用石膏,辛甘大寒,直清胃热为君,而以知母之咸寒佐之;人参、甘草、粳米之甘,则以之救津液之虚,抑以制石膏之悍也。曰白虎者,盖取金气彻热之义云耳。

白虎加人参汤方

人参三两　知母六两　甘草二两　粳米六合　石膏一斤,碎

上五味,以水一斗,煮米熟汤,或去滓。温服一升,日三服。

服桂枝汤,或下之,仍头项强痛,翕翕发热,无汗,心下满微痛,小便不利者,桂枝去桂加茯苓白术汤主之。

头项强痛,翕翕发热,无汗,邪在表也。心下满微痛,饮在里也。此表间之邪,与心下之饮,相得不解,是以发之而不从表出,夺之而不从下出也。夫表邪挟饮者,不可攻表,必治其饮而后表可解[②]。桂枝汤去桂加茯苓、白术,则不欲散邪于表,而但逐饮于里。饮去则不特满痛除,而表邪无附,亦自解矣。

①【医理探微】

白虎人参汤证见及脉洪大,应与上条"服桂枝汤,大汗出,脉洪大者,与桂枝汤,如前法"相互参照区别。病因相同,脉亦类同,但方治各别,缘病机各异也。25条为大汗表邪未解,阳气更浮,营阴益弱,脉也因阳气所激,由浮缓变为洪大,且无烦渴不解之热症,故仍与桂枝汤。本条似有表证,实为热结在里,阳不外达所致,大烦渴为辨证眼目所在。

②【医理探微】

尤氏认为头项强痛、翕翕发热、无汗是外感表邪所致,而且提出表邪挟饮的这种特殊病理,要先治饮后表可解。

其错误有二:一是头项强痛并非表邪所致,是在里水气内停,郁遏阳气,太阳经气不利所致,这是太阳病的疑似症,其初始点已经错误;二是治疗上也没有表邪挟饮必先治饮的,小青龙汤治疗表里同治,这是尤氏逆向推理得出结论,但因其初始点已错,后续推理当然也就不适合了。通过本条强调"去桂"及方后注强调"小便利则愈"亦可证明本证虽类表症但病位在里。

桂枝汤去桂加茯苓白术汤方①

于桂枝汤内去桂枝，加茯苓、白术各三两，余依前法煮服，小便利即愈。

伤寒，脉浮，自汗出，小便数，心烦，微恶寒，脚挛急②，反与桂枝汤，欲攻其表，此误也。得之便厥，咽中干，烦躁吐逆者，作甘草干姜汤与之，以复其阳；若厥愈足温者，更作芍药甘草汤与之，其脚即伸；若胃气不和，谵语者，少与调胃承气汤；若重发汗，复加烧针者，四逆汤主之。

脉浮，自汗出，微恶寒者，虽伤于寒而表不实，乃桂枝汤证也。然小便数，心烦，脚挛急，则阴虚而里热矣。是当以甘辛攻表，而以甘寒顾里。乃反与桂枝汤，治表而遗里，宜其得之而便厥也。咽中干，烦躁吐逆，皆阴虚阳逆之象。设非以温药徒攻其表，何至此哉？夫既阴虚于下，而又阳逆于上，则必先复阳气而后复阴气。故作甘草干姜汤，甘辛复阳之剂，阳复则厥愈而足温矣；更作芍药甘草汤，甘酸复阴之剂，阴生则两脚自伸矣③；阴阳既复，而或胃气有未和，因而谵语者，则少与调胃承气汤，以和其胃，胃和则谵语止矣。盖甘草、干姜，固足以救虚阳之逆，而亦能伤胃气之和，此咸寒调胃之法，不得不斡旋于阴阳既复之后也。若重发汗，复加烧针，是逆而再逆，其厥逆之象，必有加于前，而补救之法，必非甘草、干姜所能胜任者矣，四逆汤，甘辛大热，乃克复阳气之大药也。此条前后用药，温凉补泻，绝不相谋，而适以相济，非深造自得，卓有成见者，乌能及此。

① 【医理探微】

本条历来在方药去桂留桂方面争议颇多。一般认为证属汗下后脾气阴受伤，兼有饮停。故去桂枝之温燥，留芍、甘之酸甘养阴，加苓、术之健脾化饮，更借姜、枣以助脾胃，益营卫。

【案例犀烛】

陈慎吾先生曾治一发低热患者，而有翕翕发热，小便不利等证。陈用本方原方，仅两三剂，便热退病愈。（摘自《伤寒论诠解》，作者刘渡舟）

按：此例虽有发热等看似外感的表现，但亦为里饮影响所致，并非表证，所以治以桂枝去桂加茯苓白术汤取效。本方应用着眼点应在"小便不利"，临床应用要抓住水气内停病机。

② 【医理探微】

脚挛急：是指小腿筋肉疼痛拘急，伸展不利。对相关症状凿凿以阴、阳分辨之，似有牵强，如"脚挛急"既与阴虚失于润濡有关，更与阳伤失于温煦有涉。《内经》所谓"阳气者，精则养神，柔则养筋"，盖指此言。

③ 【医理探微】

本为阴阳两虚证，治疗却有先温阳后补阴的次第，其缘由是本已胃阳不足，吐逆难以受物，若再以阴柔杂杂并投，会令胃逆更甚，反有掣肘之虑。

故尤氏顺文释义，不从胃阳不足致胃逆这一关键病理去认识，则对先温阳玄机终是无解的。

───── **甘草干姜汤方** ─────

甘草四两,炙　干姜二两

上哎咀,以水三升,煮一升五合,去滓,分温再服。

───── **芍药甘草汤方** ─────

芍药四两　甘草四两,炙

上二味,以水三升,煮一升五合,去滓,分温再服。

问曰：证象阳旦,按法治之而增剧,厥逆,咽中干,两胫拘急而谵语。师言夜半手足当温,两脚当伸,后如师言。何以知之？答曰：寸口脉浮而大,浮则为风,大则为虚,风则生微热,虚则两胫挛,病证象桂枝,因加附子参其间,增桂令汗出,附子温经,亡阳故也。厥逆,咽中干,烦躁,阳明内结,谵语,烦乱,更饮甘草干姜汤。夜半阳气还,两足当热,胫尚微拘急,重与芍药甘草汤,尔乃胫伸。以承气汤微溏,则止其谵语,故知病可愈。

此即前条之意,而设为问答,以明所以增剧及所以病愈之故。然中间语意殊无伦次,此岂后人之文耶？昔人读《考工记》①谓,不类于《周官》,余于此条亦云。成氏云：阳旦,桂枝汤别名。

发汗后脉证治法十五条

太阳病,发汗,遂漏不止②,其人恶风,小便难,四肢微急,难以屈伸者,桂枝加附子汤主之。

发汗伤阳,外风复袭,汗遂不止,《活人》所谓漏风是也。夫阳者,所以实腠理,行津液,运肢体也。今阳已

① **【注文浅释】**

《考工记》作为《周礼》的一部分,是先秦时期重要的科学技术著作,为春秋末年齐国人记录手工业技术的官书,也是一部手工业技术规范的总汇。与亦称为《周礼》的《周官》在内容上不同,学界常有相混者。尤氏盖以此来喻此条内容不同于仲景原文。

② **【注文浅释】**

漏不止：汗出不止。漏,渗泄。

虚，不能护其外，复不能行于里，则汗出小便难。而邪风之气，方外淫而旁溢，则恶风，四肢微急，难以屈伸①。是宜桂枝汤解散风邪，兼和营卫，加附子补助阳气，并御虚风也。

桂枝加附子汤方②

于桂枝汤内，加附子③一枚，破八片，炮去皮，余依前法。

发汗后，身疼痛，脉沉迟者，桂枝加芍药生姜各一两，人参三两，新加汤主之。

发汗后，邪痹于外，而营虚于内，故身痛不除，而脉转沉迟。经曰：其脉沉者，营气微也。又曰：迟者，营气不足，血少故也。故以桂枝加芍药、生姜、人参，以益不足之血，而散未尽之邪④。东垣云：仲景于病人汗后身热、亡血、脉沉迟者，下利身凉、脉微、血虚者，并加人参。古人血脱者，必益气也。然人参味甘气温，温固养气，甘亦实能生血。汗下之后，血气虚衰者，非此不为功矣。

发汗过多，其人又手自冒心⑤，心下悸，欲得按者，桂枝甘草汤主之。

心为阳脏，而汗为心之液。发汗过多，心阳则伤。其

量各一两，再加入人参三两，即桂枝新加汤，意取益气养营活血，治疗营血虚弱身痛。加重芍药，目的在于养营活血，但芍药性偏酸寒，故又加等量的生姜以济之，就可受其功而免其弊。至于加人参，则取其益气以生血，李东垣说："仲景之法，血虚以人参补之，阳旺则能生阴血也。"（《脾胃论》）方名"新加"，可能是仲景自己创制的新方。

另外，加重生姜还借其辛散之力而走于外，令全方之益气养营作用达于体表，补而不滞。

① 【医理探微】

尤氏将四肢拘急，难以屈伸机制归为外感风邪导致，这恐有不当。固然有外感风邪原因，但津血亏虚，筋脉失养才是其根本，这从后世应用本方治疗无外感的四肢拘急可以证实。所以本证当为阴阳两虚，阴津不足，筋脉失养，故小便少，四肢微急；阳气随汗而出而损伤，故小便难、恶风等。

② 【医理探微】

本方治阳虚液脱的汗漏不止，恶风，溲难，肢急。因液脱由于汗漏，汗漏由于阳虚，故治以复阳固表为急务，阳复则表固，表固则汗止，汗止则液不外泄而自复，诸证即可随之而愈。所以加附子，而不用其他滋液药物，示人治病选方用药，应着眼于病机矛盾的主要方面，只有这样，才能真正做到药少效宏。

③ 【注文浅释】

本证所用附子为炮附子，旨在温经复阳。

④ 【医理探微】

桂枝汤加重芍药、生姜的用

⑤ 【注文浅释】

又手自冒心：是指病人两手交叉覆盖按捺在自己的心胸部位。这一动作是确定病位的关键。冒，覆盖也。

人叉手自冒心者，里虚欲为外护也。悸，心动也。欲得按者，心中筑筑不宁，欲得按而止之也。是宜补助心阳为主，桂枝、甘草，辛甘相合，乃生阳化气之良剂也。

桂枝甘草汤方①

桂枝四两，去皮　甘草二两，炙

上二味，以水三升，煮取一升，去滓，顿服②。

按发汗过多，有动肾中之阳者，以阳为汗之根，而肾为阳之宅，枝伤者其本必戕也；有动心中之阳者，以汗为心之液，而心为阳之脏，液亡者，气必从之也。救肾阳者，必以咸温；救心阳者，必以甘辛。咸性善下，而温能返阳，故四逆为救肾之剂；甘辛相合，而阳气乃生，故桂、甘为益心之法也③。

未持脉时，病人叉手自冒心，师因教试令咳，而不咳者，此必两耳聋无闻也④。所以然者，以重发汗，虚故如此。

病人叉手自冒心者，心阳内虚，欲得外护，如上条所云也。耳聋者，阳气上虚，阴反得而实之也。师因叉手冒心，而更试耳之聪否，以求阳之虚实。若耳聋无闻，其为过汗致虚，当与温养无疑。临病之工，宜如是详审耳。许叔微曰：伤寒耳聋，发汗过多者，正气虚也；邪不出者，邪气闭也。虚之与闭，治法悬殊，学者更宜详审。

太阳病发汗，汗出不解，其人仍发热，心下悸，头眩，身瞤动，振振欲擗地者，真武汤主之。

发汗过多，不能解太阳之邪，而反动少阴之气，于是身仍发热，而悸、眩、瞤动等证作矣⑤。少阴之气，水气也，心属火而水乘之，故悸；头为阳而阴加之，故眩；经脉纲维一身，以行血气，故水入之，则振振瞤动也。擗，犹据也，眩动之极，心体不安，思欲据地以自固也。此与阳虚外亡有别：阳虚者，但须四逆以复阳；此兼水饮，故必真武以镇水①。方用白术、茯苓之甘淡，以培土而行水；附子、生姜之辛，以复阳而散邪。芍药之酸，则入阴敛液，使汜滥之水，尽归大壑而已耳。

真武汤方

茯苓三两　芍药三两　白术二两　生姜三两　附子一枚，炮，去皮，破八片

上五味，以水八升，煮取三升，去滓，温服七合，日三服。

发汗后，其人脐下悸者，欲作奔豚，茯苓桂枝甘草大枣汤主之。

发汗后，脐下悸者，心气不足而肾气乘之也。奔豚，肾之积。发则从少腹上冲心胸，如豕之突，故名奔豚②。又肾为水脏。豚为水畜，肾气上冲，故名奔豚。茯苓能泄水气，故以为君；桂枝能伐肾邪，故以为臣；然欲治其水，必防其土，故取甘草、大枣补益土气为使；甘澜水者，扬之令轻，使水气去不益肾邪也。

茯苓桂枝甘草大枣汤方③

茯苓半斤　桂枝四两　甘草三两　大枣十五枚

上四味，以甘澜水一斗，先煮茯苓，减二升，纳诸药，煮取三升，去滓。温服一升，日三服。

作甘澜水法④：取水二斗，置大盆内，以勺扬之，水上

① 【临证薪传】

肾阳虚见发热之格阳证与本条不同，尤氏仔细分辨证候，条列治法，提出前者以四逆以复阳，本条阳虚水泛，发热仍表不除，当温阳以镇水，证候区分，先后次序论述至当！

② 【注文浅释】

奔豚：证候名。以豚之奔，形容病人自觉有气从少腹上冲心胸，直至咽喉，发作欲死，须臾复止。

③ 【案例犀烛】

张某，女，65岁。多年失眠，久治无效。近证：头晕，心悸，有时感觉气往上冲，冲则心烦，口干不思饮，舌苔白，脉缓。此属寒饮上扰心神，治以温阳降逆，佐以安神，予茯苓桂枝甘草大枣汤加味：茯苓24克，桂枝12克，大枣5枚，炙甘草6克，酸枣仁15克，远志6克。上药服3剂，睡眠稍安，头晕、心悸，气上冲亦减，前方加生龙牡各15克，继服6剂，除睡眠多梦外无他不适。（摘自《伤寒论译释》，作者陈亦人）

按：失眠多责心肝火或心肾不交，但此案例口干不欲饮，舌苔白、心悸，气上冲等症，由此分析为水饮上冲心胸，扰乱心神，导致失眠，所以陈师不泥于病名，审证求因，针对寒饮上逆治疗，后取效。这案例对临床颇有启发，凡是寒饮或水气上冲为患的病机可考虑应用。

④ 【注文浅释】

以勺扬之，取其动而不已，不助水邪，类似流动之水，并非现代所认为的发挥心理暗示作用。古代煎煮人参，需用流动江河泉水，《本草纲目》亦言"大而江河，小而溪涧，皆流水也。其外动而性静，其质柔而气刚，与湖泽坡塘之水不同"。

有珠子五六千颗相逐,取用之。

病人脉数,数为热,当消谷引食,而反吐者,此以发汗,令阳气微,膈气虚,脉乃数也。数为客热,不能消谷,以胃中虚冷,故吐也。

脉数为热,乃不能消谷而反吐者,浮热在上,而虚冷在下也。浮热不能消谷,为虚冷之气逼而上浮,如客之寄,不久即散,故曰客热。是虽脉数如热,而实为胃中虚冷,不可更以寒药益其疾也。

发汗后,腹胀满者,厚朴生姜甘草半夏人参汤主之。

发汗后,表邪虽解而腹胀满者,汗多伤阳,气窒不行也。是不可以径补,补之则气愈窒;亦不可以径攻,攻之则阳益伤。故以人参、甘草、生姜助阳气,厚朴、半夏行滞气,乃补泄兼行之法也。[①]

厚朴生姜甘草半夏人参汤方

生姜半斤,切　半夏半升,洗　甘草二两,炙　人参一两
厚朴半斤,去皮,炙

上五味,以水一斗,煮取三升,去滓。温服一升,日三服。

伤寒发汗,解半日许复烦,脉浮数者[②],可更发汗,宜桂枝汤主之。

伤寒发汗,解半日许复烦者,非旧邪去而新邪复乘也;余邪未尽,复集为病,如余寇未尽,复合为乱耳。脉浮数者,邪气在表之征,故可更发其汗,以尽其邪。但以已汗复汗[③],故不宜麻黄之峻剂,而宜桂枝之缓法。此仲景随时变易之妙也。

①【医理探微】

汤证病机为脾虚气滞,其用药以半夏、厚朴、生姜为主,侧重气滞,所以病症当有食后加重,食消则减,不喜按等表现,本证为虚实兼夹以实为主,治疗是补泄兼施。

本方为治疗脾气气滞腹胀满的常用方,可视为后世平胃散的祖方。

②【医理探微】

脉浮数常视为风热外感的特有脉象,但这里为桂枝汤证的脉象,再结合前述脉洪大、脉浮缓等,有关桂枝汤证脉象已有五六种之多。同一汤证,出现不同脉象,病机又一致,这是不是提示我们证有轻中重的"量"的差异,而并非方与证的简单对应?

③【医理探微】

尤氏之注一着眼于新、旧病邪,二着眼于已汗、复汗,其实皆非该条揭示的要妙之处。仲景变异之妙其实在于明示后人即或同一汤方所治之证其实亦并非完全相同,其间存在着"量"的差异。

发汗,病不解,反恶寒者,虚故也,芍药附子甘草汤主之。

发汗不解,反加恶寒者①,邪气不从汗而出,正气反因汗而虚也②。是不可更逐邪气,当先复其正气,是方芍药之酸可以益血,附子之辛可以复气,甘草甘平,不特安中补虚,且与酸合而化阴,与辛合而生阳也。

芍药甘草附子汤方

芍药三两　甘草三两,炙　附子一枚,炮,破八片

上三味,以水五升,煮取一升五合,去滓,分温服。

发汗后恶寒者,虚故也;不恶寒但热者,实也,当和胃气,与调胃承气汤。

汗出而恶寒者,阳不足而为虚也,芍药甘草附子汤治之是已。汗出而不恶寒但热者,邪入里而成实也,然不可以峻攻③,但与调胃承气汤,和其胃气而已。

发汗后,不可更行桂枝汤,汗出喘,无大热者,可与麻黄杏仁甘草石膏汤。

发汗后,汗出而喘,无大热者,其邪不在肌腠,而入肺中④。缘邪气外闭之时,肺中已自蕴热。发汗之后,其邪不从汗而出之表者,必从内而并于肺耳。故以麻黄、杏仁之辛而入肺者,利肺气,散邪气;甘草之甘平,石膏之甘辛而寒者,益肺气,除热气。而桂枝不可更行矣。盖肺中之邪,非麻黄、杏仁、不能发;而寒郁之热,非石膏不能除⑤;甘草不特救肺气之困,抑以缓石膏之悍也。

①【医理探微】

太阳病发汗不解,或邪恋表而不去,或转入少阳、阳明,后者当寒热往来或但热不寒,今反恶寒,说明既非原恶寒可比,更迥异于邪入少阳、阳明,仲景用一"反"字意在提示当注意恶寒的特征,尤氏用"反加"二字,刻意强调恶寒程度加重,是否如此,值得商榷,似有蛇足之嫌。

②【医理探微】

本条是纯虚证还是如尤氏所言的"邪气不从汗而出,正气反因汗而虚"的虚实夹杂证?虽情形不同,但因里虚已现,即或合并表证,其治疗亦当以"攘外必先安内"为规则。里虚性质涉及阴阳两端,故又以辛甘化阳、酸甘化阴复法图之。至其阴阳损伤部位概以肝、脾、心、肾四脏为主。

③【注文浅释】

尤氏之"然不可以峻攻"概承"发汗后"而来,但汗后真的一概不用峻攻,似乎有胶柱鼓瑟之嫌。

④【医理探微】

"无大热"乃体表有汗出,手扪之则热不甚,因邪入肺中,实际上,本证常见发热,甚至高热不退,此为邪热壅肺。

⑤【医理探微】

本方证见汗出而喘,身热或肌表无热,不恶寒,口渴,舌红苔黄,脉数。

方中麻黄配石膏,麻黄宣散,石膏清热,是清宣治法的代表。

①【案例犀烛】

女，学生，1994 年夏，以高热（39.4℃）不退 1 周余求诊。周身起粟米状红疹，无其他不适，神志清，精神一般。延请西医诊治，查血白细胞总数略高，X 线胸片示肺纹理稍粗。经用青霉素、地塞米松静脉滴注，同时配以银翘散治疗，2 日后热退。越半日，复热如前，其热不减，遂求诊中医，见其面赤气粗，虽身热而无汗，且诊视间忽衄血，由此悟证属风寒袭表，闭郁于内，表邪未解，此时宣肺开闭之法所当急用，清气透邪之剂止堪一施。遂处方麻杏石甘汤，取而煎之与服。药后约一时许其热即退，周身渐染汗出，红疹渐消。次日按方复取 2 剂服之而痊愈。[《山东中医杂志》，1995，14(2)：62]

按：本例虽经前医中西医误治，但病情并未发生根本改变，仍为风寒表邪稽留，又见无汗、红疹，判为表实兼郁热，后以清宣透气法见效。不必拘泥于误治，关键在于辨清寒热虚实，至于是否误治，是用何法误治，只能作为参考，决不能作为辨治疾病的依据。

②【临证薪传】

两条一为发汗后，一为下后，来路虽不同，但邪热壅肺的病机则同，从临床来看，亦多见非汗、非下而见此等证者。

临床应用主要从热郁（壅）于肺胃，病在中上焦，以清宣透热为主等方面考虑。

③【医理探微】

尤氏解释比较清晰，此处饮水多，小便少，小腹急等证，与五苓散口渴饮水，运化失常，饮停于内，小便不利的病证彼此互参。

麻黄杏仁甘草石膏汤方①

麻黄四两，去节　杏仁五十枚，去皮尖　炙甘草二两　石膏半斤，碎，绵裹

上四味，以水七升，先煮麻黄，减二升，去上沫，纳诸药，煮取二升，去滓，温服一升。

发汗后，饮水多，必喘；以水灌之，亦喘。

发汗之后，肺气必虚，设饮水过多，水气从胃上射肺中必喘；或以水灌洗致汗，水寒之气从皮毛而内侵其所合，亦喘。成氏谓喘为肺疾是也。

发汗后，水药不得入口，为逆。若更发汗，必吐下不止。②

发汗后吐逆，至水药不得入口者，必其人素有积饮，乘汗药升浮之性而上行也，是当消饮下气。虽有表邪，不可更发其汗。设更发之，重伤阳气。其饮之在中者，不特上逆而仍吐呕，亦且下注而成泄利矣。

太阳病，小便利者，以饮水多，必心下悸，小便少者，必苦里急也。

病在太阳之时，里热未甚，水液尚通，其外虽病，而其内犹晏如也，故不可多饮水。设饮水多，必停于心下为悸，所以然者，里无热，不能消水。心属火，而畏水，水多凌心，故惕惕然跳动不宁也。然使小便自利，则停水自行，虽悸犹当自愈。若小便不利而少，则水不下行，积于膀胱，必若里急。里急者，小便欲行而不能，则小腹奔迫急痛也，此以饮水所致。比于汗下之过，而非太阳本病，故附于斡旋法下。③

以上十五条^①，并发汗后证，而或伤卫阳，或损营血，或亡心阳，或动肾水，或伤胃阳及伤脾气，或邪仍不解，或解而转属阳明及传膀胱，或动饮气，或伤肺气，或入肺中，其变种种不同，其治因之各异。学者谙练在心，亦可以应变无穷矣。

发汗吐下解后病脉证治三条

伤寒发汗，若吐若下，解后，心下痞硬，噫气不除者，旋覆代赭石汤^②主之。

伤寒发汗，或吐或下，邪气则解^③而心下痞硬，噫气不除者，胃气弱而未和，痰气动而上逆也。旋覆花咸温，行水下气；代赭石味苦质重，能坠痰降气；半夏、生姜辛温，人参、大枣、甘草、甘温，合而用之，所以和胃气而止虚逆也。

旋覆代赭石汤方^④

旋覆花三两　人参二两　炙甘草三两　生姜五两，切

半夏半升，洗

代赭石一两　大枣十二枚，擘

上七味，以水一斗，煮取六升，去滓，再煎取三升。温服一升，日三服。

伤寒若吐若下后，心下逆满，气上冲胸，起则头眩，脉沉紧。发汗则动经，身为振振摇者，茯苓桂枝白术甘草汤主之。

此伤寒邪解而饮发之证。饮停于中则满，逆于上则气冲而头眩，入于经则身振振而动摇。《金匮》云：膈间支饮，其人喘满，心下痞坚，其脉沉紧。又云：心下有痰饮，胸胁支满，目眩。又云：其人振振身瞤剧，必有伏饮是

①【注文浅释】

尤氏归纳很有理，充分展示了仲景"观其脉证，知犯何逆，随证治之"的思想。

②【临证薪传】

本方以平肝理气，和胃降逆为特征。临床不仅用于肝气逆于胃，肝气犯于肺亦可应用。凡肝气上逆犯于上焦的病变，可考虑应用。方中用代赭石金石类药物，其平肝降逆作用明显，对于一些肿瘤放化疗过程中出现气机逆乱亦效果明显。

③【注文浅释】

仲景原意是表证已除，尤氏笼统称之为"邪气则解"，果如此，则"痰气动而上逆"如何解释？

④【医理探微】

本方生姜、旋覆花、代赭石的药物用量比例为5：3：1，后两味平肝降逆，尤其代赭石金石之药，对肝气上逆或肝亢效佳，但不利脾胃，所以方中生姜一方面宣散制约，另一方面顾护中焦。

也^①。发汗则动经者，无邪可发，而反动其经气，故与茯苓、白术，以蠲饮气，桂枝、甘草^②，以生阳气。所谓病痰饮者，当以温药和之也。

茯苓桂枝白术甘草汤方^③

茯苓四两　桂枝三两　白术　炙甘草各二两

上四味，以水六升，煮取三升，分温三服。

凡病若发汗，若吐，若下，若亡津液，阴阳自和者，必自愈。

阴阳自和者，不偏于阴，不偏于阳，汗液自出，便溺自调之谓，汗吐下亡津液后，邪气既微，正气得守，故必自愈。

太阳传本证治七条

太阳病，发汗后，大汗出，胃中干，烦躁不得眠，欲得饮水者，少少与饮之^④，令胃气和则愈。若脉浮，小便不利，微热消渴^⑤者，与五苓散主之。

伤寒之邪，有离太阳之经而入阳明之腑者，有离太阳之标，而入太阳之本者。发汗后，汗出胃干，烦躁饮水者，病去表而之里，为阳明腑热证也；脉浮，小便不利，微热消渴者，病去标而之本，为膀胱腑热证也。在阳明者，热能消水，与水即所以和胃；在膀胱者，水与热结，利水即所以去热^⑥。多服暖水汗出者，以其脉浮而身有微热，故以此兼彻其表。昔人谓五苓散为表里两解之剂，非以此耶？

五苓散方

见权变法。

按古法，从经腑言，则太阳为经，而膀胱为腑；从标本言，则太阳为标，膀胱为本。病去太阳而之膀胱，所以谓之太阳传本也[①]。然膀胱本病，有水结、血结之不同。水结，宜五苓散导水泄热；血结，宜桃核承气及抵当汤丸导血除热。其如下文。

发汗已，脉浮数，烦渴者，五苓散主之。

伤寒汗出而渴者，五苓散主之；不渴者，茯苓甘草汤主之[②]。

发汗已，脉浮数、烦渴者，太阳经病传腑，寒邪变热之候[③]，故与五苓散导水泄热。王宇泰云：太阳，经也；膀胱，腑也。膀胱者，溺之室也。故东垣以渴为膀胱经本病。然则治渴者，当泻膀胱之热。泻膀胱之热者，利小便而已矣。然腑病又有渴与不渴之异，由腑阳有盛与不足之故也。渴者，热盛思水，水与热得，故宜五苓散导水泄

通"。李东垣同样提出了"胃为卫之本，脾乃营之源"……"太阳病篇"太阳中风的"鼻鸣干呕"，太阳伤寒的"气喘呕逆"，难道与肺胃无关？只是有些注家囿于太阳经络，不敢联系而已。麻黄汤的发汗，正是通过宣开肺气，王海藏就曾明确指出"肺主卫为气，故麻黄为手太阴之剂"。服桂枝汤能够微汗而解，主要是调脾胃，但亦与肺有关。徐灵胎说："桂枝本不能发汗，故须助以热粥，《内经》云'谷入于胃，以传于肺，肺主皮毛，汗所从出'，啜粥充胃气以达于肺也"。综上所述，可见太阳病实际是表证，固然与经络有关，但绝非仅限于经络，更不一定是膀胱，而是与肺的关系最切，与脾胃也有一定联系，所以太阳病经证、腑证之分是不符实际的。

考"太阳病篇"，并无一处提到"腑"字，可见仲景当时并无"腑证"概念。经腑并提，首见于西晋王叔和《伤寒例》，不过，叔和所说的"腑"，是指阳明腑实，而不是指膀胱。以膀胱为太阳之府，始于金代成无己"蓄血证"条文的注释，"太阳经邪不解，随经入腑，为热结膀胱"（106条）。又"太阳，经也，膀胱，府也，此太阳随经入腑者也"（124条）。然而成氏所说也只限于蓄血证，还未牵涉蓄水证，如解释五苓散的作用时，就只提到"和表里，散停饮"，却没有提到膀胱。明代方有执的《伤寒论条辨》才把五苓散和膀胱府联系起来，"谓五苓散两解表里而得汗者，里属府。府者，阳也"。清初喻嘉言进一步引申"邪入于府，饮水则吐者，名曰水逆"。又说："自经而言，则曰太阳，自府而言，则曰膀胱。"由此才逐渐形成太阳经

①【注文浅释】

尤氏阐述五苓散证引入经腑之说，此说现代伤寒名家已证实存在一定局限性，这里引"伤寒大家"陈亦人教授部分考证。

"太阳经证"，不是专指经络，而是太阳经气为病，太阳与膀胱相表里，从经腑来分析太阳病的病理，并据以划分太阳病的证型，有何不可？这早在明代李时珍已经做过研究，得出"然风寒之邪皆由皮毛而入，皮毛者，肺之合也。肺主卫气，包罗一身，天之象也，是证虽属乎太阳，而肺实受邪气"的结论。并提出"麻黄汤虽发汗重剂，实发散肺经火郁之药也"的新的论点。陶节庵也强调太阳病与肺的关系，指出"气逆作喘，非肺经乎?"成无己则着眼于营卫与脾胃的关系，提出"胃者卫之源，脾者营之本……脾胃健而营卫

证与腑证的概念……总之，蓄水、蓄血都是太阳病表证过程中可能发生的里证，固然可见于外感病，但尤多见于内伤杂病。

②【医理探微】

五苓散证为太阳蓄水证，茯苓甘草汤为阳明蓄水证。二者因其间水蓄部位不同，症状表现亦各异。前者为水停太阳膀胱，症见少腹胀闷拘急，小便不利，口渴等；后者水停阳明胃，症见胃脘部悸动不安，按之漉漉有声，其小便自利，口淡不渴。

③【注文浅释】

将脉浮数、烦渴看作寒邪变热，是知其一不知其二。

热;不渴者,热虽入里,不与水结,则与茯苓甘草汤行阳化气。此膀胱热盛热微之辨也。

茯苓甘草汤方

茯苓二两　桂枝二两,去皮　生姜二两,切　甘草一两,炙

上四味,以水四升,煮取二升,去滓,分温三服。

太阳病不解,热结膀胱[①],其人如狂,血自下,下者愈。其外不解者,尚未可攻,当先解外。外解已,但少腹急结者,乃可攻之,宜桃核承气汤。

太阳之邪,不从表出,而内传于腑。与血相搏,名曰蓄血。其人当如狂,所谓蓄血在下,其人如狂是也。其证当下血。血下则热随血出而愈,所谓血病见血自愈也。如其不愈而少腹急结者,必以法攻而去之。然其外证不解者,则尚未可攻,攻之恐血去而邪复入里也。是必先解其外之邪,而后攻其里之血。所谓从外之内而盛于内者,先治其外,而后调其内也[②]。

以下三条,并太阳传本,热邪入血,血蓄下焦之证与太阳传本,热与水结[③],烦渴小便不利之证。正相对照,所谓热邪传本者,有水结、血结之不同也。

桃核承气汤方

桃核五十枚,去皮尖　桂枝二两,去皮　芒硝二两　甘草二两,炙　大黄四两

上五味,以水七升,煮取二升五合,去滓,纳芒硝,更上火,微沸,下火。先食,温服五合,日三服。当微利。

愚按:此即调胃承气汤加桃仁、桂枝,为破瘀逐血之

剂。缘此证热与血结，故以大黄之苦寒，荡实除热为君；芒硝之咸寒，入血软坚为臣；桂枝之辛温，桃仁之辛润，擅逐血散邪之长为使；甘草之甘，缓诸药之势，俾去邪而不伤正为佐也。

太阳病，六七日，表证仍在，脉微而沉，反不结胸，其人发狂者，以热在下焦，少腹当硬满，小便自利者，下血乃愈，所以然者，以太阳随经，瘀热在里故也，抵当汤①主之。

此亦太阳热结膀胱之证。六七日，表证仍在，而脉微沉者，病未离太阳之经，而已入太阳之腑也。反②不结胸，其人发狂者，热不在上而在下也；少腹硬满，小便自利者，不结于气而结于血也。下血则热随血去，故愈。所以然者，太阳，经也；膀胱腑也。太阳之邪，随经入里与血俱结于膀胱，所谓经邪入腑，亦谓之传本是也。抵当汤中水蛭、虻虫，食血去瘀之力倍于芒硝③，而又无桂枝之甘辛，甘草之甘缓，视桃仁承气汤为较峻矣。盖血自下者④，其血易动，故宜缓剂，以去未尽之邪；瘀热在里者，其血难动，故须峻药以破固结之势也。

抵当汤方

水蛭三十个，熬　　虻虫三十个，熬去翅　　大黄四两，酒浸　　桃仁三十个，去皮尖

上四味为末，以水五升，煮取三升，去滓，温服一升。不下，再服。

太阳病，身黄，脉沉结，少腹硬，小便不利者，为无血也。小便自利，其人如狂者，血证谛也，抵当汤主之。

身黄，脉沉结，少腹硬，水病、血病皆得有之。但审其

①【案例犀烛】
王某，女，干部。体检确诊：多发性子宫肌瘤，大约鸡蛋，小如鸽蛋。诊见：面色晦暗，肌肤不泽，神情倦怠，月经行无定期，量多如崩，经行期长，经色紫暗夹有块状，小腹隆起，疼痛拒按，舌质紫暗，舌苔薄黄，脉沉迟。辨证血瘀胞宫。治宜破血逐瘀，方用抵挡汤加味。水蛭、虻虫、桃仁、大黄、枳壳、红花、三棱、莪术各10克，丹皮、赤芍各6克，蒲公英、海藻、夏枯草各15克，服用1周后适值经行，下紫暗血块较多，小腹部胀痛明显减轻，胃纳尚好，二便正常，继服上方两月，B超复查，肌瘤明显缩小，月经量明显减少，后继服1个月，复查肌瘤消失，腹部无疼痛，后用桃红四物汤巩固疗效1个月。〔《陕西中医》，2001，22(6)：369〕
按：抵当汤本为太阳膀胱蓄血证而设，后世亦多解释为太阳腑证，但从本例用治子宫肌瘤，再次表明经腑证之说的谬误，而且也说明血瘀部位不仅仅在太阳膀胱，其只是里证的代表。故凡瘀血为患，病机类似，正如前引陈亦人教授言，不必拘泥于经腑之说，用之即效。

②【注文浅释】
"反"字当说明证有与结胸相似表现，但却不属结胸！

③【临证薪传】
以祛瘀力强弱探究用蛭、虻与芒硝之区别，欠当！盖桃核承气汤证所以用芒硝是因证有燥热之气热，故可用之清下，不似抵当汤证瘀阻之甚，已全入血，故赖虫药搜剔。

④【医理探微】
桃核承气汤证能血自下，正说明其血结尚轻，不似抵当汤证血结已实，少有自下之转归。

小便不利者，知水与热蓄，为无血而有水，五苓散证也。若小便自利其人如狂者，乃热与血结，为无水而有血，抵当汤证也。设更与行水，则非其治矣。仲景以太阳热入膀胱，有水结、血结之分，故反复明辨如此。[①]

伤寒有热，少腹满，应小便不利，今反利者，为有血也。当下之，不可余药，宜抵当丸。

有热，身有热也。身有热而少腹满，亦太阳热邪传本之证。膀胱者，水溺所由出，其变为小便不利，今反利者，乃血瘀而非水结[②]，如上条抵当汤下之之例也。云不可余药者，谓非抵当丸，不能以治之耳。

抵当丸方

水蛭二十个　虻虫二十五个　大黄三两　桃仁二十个，去皮尖

上四味，杵分为四丸，以水一升，煮一丸，取七合，服之。晬时当下血，若不下者，更服。

愚按：此条证治，与前条大同，而变汤为丸，未详何谓。尝考其制，抵当丸中，水蛭、虻虫减汤方三分之一，而所服之数，又居汤方十分之六，是缓急之分，不特在汤丸之故矣。此其人必有不可不攻，而又有不可峻攻之势，如身不发黄，或脉不沉结之类，仲景特未明言耳[③]。有志之士，当不徒求之语言文字中也。

①【医理探微】

尤氏以小便自利与否分水病、血病，至当，但云热与水结则缪！读本条，尚有一点值得注意，后人常以如狂、发狂分瘀结轻重，且与桃核承气、抵当汤相对应，然从本条所见，如狂亦可用抵当，故而神志异常之轻重与瘀热轻重之间似乎不是对应关系了！

②【医理探微】

太阳蓄血证与太阳蓄水证相较，虽都有少腹拘急不舒的表现，但前者病在血分，故有神志异常；后者病属气化不利，水液代谢障碍，故见小便不利。

③【注文浅释】

尤氏强调瘀热当分轻重缓急，值得玩味！

卷二 太阳

清　饲鹤山人尤怡在泾注
鄞县曹赤电炳章圈点

太阳救逆法第四

论胸结脏结之异三条

问曰：病有结胸，有脏结^①，其状如何？答曰：按之痛，寸脉浮，关脉沉，名曰结胸也。

何谓脏结？答曰：如结胸状，饮食如故，时时下利，寸脉浮，关脉小细沉紧，名曰脏结。舌上白苔滑者，难治。

此设为问答，以辨结胸、脏结之异。结胸者，邪结胸中，按之则痛；脏结者，邪结肠间^②，按之亦痛。如结胸者，谓如结胸之按而痛也。然胸高而脏下，胸阳而脏阴，病状虽同，而所处之位则不同。是以结胸不能食，脏结则饮食如故；结胸不必下利，脏结则时时下利；结胸关脉沉，脏结则更小细紧。而其病之从表入里，与表犹未尽之故，则又无不同。故结胸、脏结，其寸脉俱浮也。舌上白苔滑者，在里之阳不振，入结之邪已深，结邪非攻不去，而脏虚又不可攻，故曰难治。^③

脏结无阳证，不往来寒热，其人反静，舌上苔滑者，不可攻也。

邪结在脏，必阳气内动，或邪气外达，而后可施攻取

① 【注文浅释】
结胸：有形之邪结于胸膈出现的按之疼痛的一类病证。脏结：指因脏气虚衰、阴寒凝结而形成的一种病证。

二者都有疼痛、寸脉浮等，但前者关脉沉而有力，不能食，大便秘结，苔厚有根，为实证；后者关脉小细沉紧，饮食正常，时时下利，白苔滑无根，为虚证。

② 【注文浅释】
尤氏引出脏结"邪结肠间"，很易与邪在肠腑间病理概念相混淆，欠当。其实他自己在其后的注释中提到"脏阴"概念，言脏结是邪结于性质属阴的脏，颇切。

③ 【医理探微】
尤氏针对结胸、脏结两个相似病证，从病位、病症、脉象、病理传变等不同角度进行详细的鉴别比较，具体见上条注解。

①【医理探微】

尤注着眼于脏结"攻"法使用时机的捕捉，看上去似乎倒也没啥过错，但仔细分析，仍然有误导读者之嫌。盖脏结一证脏阳已衰，复因寒邪凝结于脏，使气血滞而不行，其治既不应专注于祛邪，亦不应消极地等待阳气内动及邪气外达时施以攻邪之法，而应扶正攻邪同施或先扶正后祛邪，以挽正气之将倾。

②【注文浅释】

当明辨脏结正衰与邪结之轻重缓急，灵活决定扶正与祛邪之法的进退。

③【医理探微】

尤氏将病发于阴、阳理解为邪在阴经、阳经，难解释结胸、痞证的全部，如热痞大黄黄连泻心汤证，邪岂是自阴经陷入者？所以，阴、阳作为形成结胸、痞证条件而言，不若以正气盛、弱与有形实邪有、无来分别更妥。即正气盛，有形实邪多为阳；正气弱，有形实邪少为阴。

④【医理探微】

若以阴、阳为阴经、阳经，则至少邪在阳明时是可以攻下的，何以言"反下之"？因此，于理欠通。仲景既提出病发于阴、病发于阳都有"反下之"的忌讳，表明攻下法与阴、阳所指的对象无关。那么攻下法与啥有关呢？是阴、阳属性不同的病人感受外邪后，在表之邪，或曰表证，不可言攻，攻之邪必内陷，且会因病人阴、阳属性不同而有痞、结胸两种不同病理演变。

之法。若无阳证，不往来寒热，则内动外达之机俱泯，是以其人反静。其舌苔反滑，邪气伏而不发，正气弱而不振，虽欲攻之，无可攻已①。盖即上文难治之端，而引其说如此。

病胁下素有痞，连在脐旁，痛引少腹入阴筋者，此名脏结，死。

脏结之证，不特伤寒，即杂病亦有之。曰胁下素有痞，则其病久而非暴矣。曰连在脐旁，痛引少腹入阴筋，则其邪深而非浅矣。既深且久，攻之不去，补之无益②，虽不卒死，亦无愈期矣，故曰死。

论结胸及痞之源一条

病发于阳而反下之，热入因作结胸；病发于阴而反下之，因作痞。所以成结胸者，以下之太早故也。

此原所以结胸与痞之故。病发于阳者，邪在阳之经；病发于阴者，邪在阴之经也③。阳经受邪，郁即成热，其气内陷，则为结胸；阴经受邪，未即成热，其气内陷，则作痞。所以然者，病邪在经，本当发散而反下之，里气则虚，邪气因入，与饮相搏而为病也。要之阳经受邪，原有可下之例，特以里未成实，而早行下法，故有结胸之变证④。审其当下而后下之，何至是哉！仲景复申明所以成结胸之故，而不及痞，岂非以阴经受邪，则无论迟早，俱未可言下耶？

论结胸证治十条

太阳病，脉浮而动数，浮则为风，数则为热，动则为痛，数则为虚，头痛发热，微盗汗出，而反恶寒者，表未解也。医反下之，动数变迟，膈内拒痛，胃中空虚，客气①动膈,短气躁烦,心中懊恼,阳气内陷,心下因硬,则为结胸,大陷胸汤主之。若不结胸,但头汗出,余无汗,剂颈而还②,小便不利,身必发黄也。

脉浮动③数,皆阳也,故为风、为热、为痛。而数,则有正为邪迫,失其常度之象,故亦为虚;头痛,发热,微盗汗出,而复恶寒,为邪气在表,法当发散④,而反下之,正气则虚,邪气乃陷;动数变迟者,邪自表而入里,则脉亦去阳而之阴也;膈内拒痛者,邪欲入而正拒之,正邪相系则为痛也。胃中空虚,客气动膈者,胃气因下而里虚⑤,客气乘虚而动膈也;短气、躁烦,心中懊恼者,膈中之饮,为邪所动,气乃不舒,而神明不宁也。由是阳邪内陷,与饮相结,痞硬不消,而结胸之病成矣。大陷胸汤则正治阳邪内结胸中之药也。若其不结胸者,热气散漫,既不能从汗而外泄,亦不得从溺而下出,蒸郁不解,浸淫肌体,势必发黄也。

大陷胸汤方

大黄六两　芒硝一升　甘遂一钱七

上三味,水六升,先煮大黄,取二升,去滓,纳芒硝,煮一二沸,纳甘遂末,温服一升。得快利,止后服。

按大陷胸与大承气,其用有心下与胃中之分。以愚观之,仲景所云心下者,正胃之谓;所云胃中者,正大小肠之谓也⑥。胃为都会,水谷并居⑦,清浊未分,邪气入之,夹

虚,才为后句"心下因硬"判为"则为结胸",而非阳明脐实内结奠定了基础。

⑥【医理探微】

尤氏将大陷胸汤与大承气汤二者的区别,从位置与脏腑角度来辨识,具有一定借鉴意义。但把"心下"定义在胃,"胃中"定位在大小肠,此说失之偏颇。一方面心下就位置而言不仅指胃,还包括心等,另一方面胃中并非指肠,大概尤氏以阳明篇"胃中干""胃中燥"等来分析,但还有"胃中虚""胃中寒冷""胃中不和"等条

①【注文浅释】

客气:指外来之邪气。因邪从外来,客于人体,故称客气。

②【注文浅释】

剂颈而还:"剂"同齐。谓汗出到颈部而止,颈部以上有汗,颈部以下无汗。

③【注文浅释】

中医脉学中,动脉乃数脉类脉,见于关部,上下无头尾,如豆大,厥厥(通"掘",高起之意)动摇。是痛与惊证的主脉。

④【医理探微】

仲景仅云"反恶寒者,表未解也",是否"法当发散",尤氏结论下之过于匆促。细究此证,虽非可下,亦非发散所能逮,盖证情复杂,如盗汗、脉动且痛等,已非单纯表证可比。

⑤【注文浅释】

文中"数则为虚""胃中空虚"两处"虚"字颇令人费解,若果属里虚,何以形成结胸热实之大陷胸汤证? 故两处虚字都非"正气夺则虚"的"虚",而是"空旷虚无"之意。正是本无宿食等有形实邪停积,加之下后胃肠部位更形空

文也指代胃。所以理解其解读内容不必纠结太多字眼,当取意。

⑦【医理探微】

对结胸病因之痰水的由来除痰水素盛一种解释外,这一解释亦启人思维。

①【案例犀烛】

民十八（1929 年）四月某日，狂风大作，余因事外出，当时冒风，腹中暴痛，腹部坚硬如石，针后虽止疼一时，而破坚开结，非药不可奏功。

余曰：腹坚硬如石，惟大承气或可见功，因自拟生军三钱，枳实二钱，厚朴三钱，芒硝五分。服后，时许，下积物甚多，胸腹稍畅。次日，胸腹仍觉满闷硬疼，又进二剂，复下沉积数次，但疼痛丝毫未减，腹中满硬如故，而精神渐急，大有奄奄欲毙之势。

忽忆伤寒小结胸病，正在心下，按之始痛，大结胸则从心下至少腹硬满，不待按，即痛不可近。余之初病，即胸腹坚硬如石，号痛欲绝者，得毋类是？惟大结胸以大陷胸汤为主治，此汤之药仅大黄、芒硝、甘遂三味。硝黄余已频服之矣。其结果既如上述，加少许甘遂，即能却病回生耶？兴念及此，益旁皇无以自主。既思病势至此，不服药即死，服之或可幸免，遂决计一试。

服后，顿觉此药与前大不相同，盖前所服硝黄各剂，下咽即觉药力直达少腹，以硝黄之性下行最速故也。今服此药，硝黄之力竟不下行，盘旋胸腹之间，一若寻病者然。逾时，忽下黑色如棉油者碗许，顿觉胸中豁朗，痛苦大减。四五剂后，饮食倍进，精神焕发。（摘自《经方实验录》，作者曹颖甫）

按：本例初始外感后出现腹痛，拒按且腹部坚硬如石，医用大承气汤攻之，虽泻下积物，胸腹稍畅，但再用后不仅未缓解，反伤正气，有生命之虞。后医者突想伤寒大陷胸汤证，正在心下，且从心下至少腹部按之硬满的特征，姑且一试，后竟胸中豁朗，取效甚快。本案例伴腹痛拘急拒按，大便不通等，看似大承气汤证的阳明腑实证，但用之不效。反因胸腹部疼痛，坚硬如石等特征用大陷胸汤，所以面对此症，鉴别诊断不可不慎。同时也看出大承气汤与大陷胸汤证区别，前者能除下燥，病位偏下；后者能去膈心下之痰（水）结滞，能彻上下，病位偏上，学者临证当详判之。

痰杂食，相结不解，则成结胸。大小肠者，精华已去，糟粕独居，邪气入之，但与秽物结成燥粪而已。大承气专主肠中燥粪，大陷胸并主心下水食①。燥粪在肠，必借推逐之力，故须枳、朴；水食在胃，必兼破饮之长，故用甘遂。且大承气先煮枳、朴，而后纳大黄；大陷胸先煮大黄，而后纳诸药。夫治上者制宜缓，治下者制宜急，而大黄生则行速，熟则行迟，盖即一物，而其用又有不同如此。

伤寒六七日，结胸热实，脉沉而紧，心下痛，按之石硬②者，大陷胸汤主之。

邪气内结，既热且实，脉复沉紧，有似大承气证。然结在心下，而不在腹中，虽按之石硬而痛，亦是水食互结，与阳明之燥粪不同③。故宜甘遂之破饮，而不宜枳、朴之散气，如上条之说也。

伤寒十余日，热结在里，复往来寒热者，与大柴胡汤。但结胸无大热者，此为水结在胸胁也。但头微汗出者，大陷胸汤主之。

热结在里，而复往来寒热，是谓表里俱实，不得以十余日之久，而独治其里也，故宜大柴胡表里两解之法。若

②【临证薪传】

此为"结胸三症"，是大结胸证的辨证的要点。大陷胸汤，现代临床用于治疗胸膜炎、急性腹膜炎、肠梗阻、急性胰腺炎、胆道感染等急腹症。符合上述表现，病机为水热互结，腑气不通，正气未衰者可考虑应用。

③【医理探微】

这里尤氏道出了两汤证辨治的区别，与上条所述彼此互参。

但结胸而无大热，如口燥渴心烦等证者，此为水饮结在胸胁之间，所谓水结胸者是也。盖邪气入里，必挟身中所有，以为依附之地，是以在肠胃则结于糟粕，在胸膈则结于水饮，各随其所有而为病耳。水结在胸，而但头汗出者，邪膈于上而气不下通也，故与大陷胸汤以破饮而散结。

太阳病，重发汗而复下之，不大便五六日，舌上燥而渴，日晡所小有潮热，从心下至少腹硬满而痛不可近者，大陷胸汤主之。

汗下之后，津液重伤，邪气内结，不大便五六日，舌上燥而渴，日晡所小有潮热，皆阳明胃热之征也。从心下至少腹硬满而痛不可近，则不特征诸兆，亦且显诸形矣。乃不用大承气而用大陷胸者，亦以水食互结，且虽至少腹，而未离心下故也^①。不然，下证悉具，下药已行，何以不臣枳、朴而臣甘遂哉？

结胸者，项亦强，如柔痉^②状，下之则和，宜大陷胸丸。

痉病之状，颈项强直。结胸之甚者，热与饮结，胸膈紧贯。上连于项，但能仰而不能俯，亦如痉病之状也^③。曰柔而不曰刚者，以阳气内陷者，必不能外闭，而汗常自出耳^④。是宜下其胸中结聚之实，则强者得和而愈。然胸中盛满之邪，固非小陷胸所能去，而水热互结之实，亦非承气汤所可治。故与葶苈之苦，甘遂之辛，以破结饮而泄气闭；杏仁之辛，白蜜之甘，以缓下趋之势，而去上膈之邪；其芒硝、大黄，则资其软坚荡实之能。

大陷胸丸方

大黄半斤　　葶苈半斤　　芒硝半斤　　杏仁半升，去皮、尖，熬

① 【医理探微】

为何仍诊断为热与痰水相结之结胸证？"未离心下"固然是依据之一，但更当参考"至少腹硬满而痛不可近"等表现。盖腹痛如此剧烈，却仅是"小有潮热"，且无绕脐痛等症，说明与热所聚之邪非为有形实积而是可流动上下的水饮（痰）之邪。

② 【注文浅释】

柔痉：痉，为"痓"之误；《金匮玉函经》作"痓"，宜从。痉病以项背强直，角弓反张为主症。有汗出者为柔痉，无汗出者为刚痉。

③ 【医理探微】

此处颈项强直为水热互结于胸膈，病位偏高，病势偏上，导致项背部气机壅滞不通，筋脉肌肉失养。

前所讲有外感风寒伴随项背强直的桂枝加葛根汤或葛根汤证，还有水气内停，郁遏阳气，太阳经气不利，因致头项强痛的桂枝去桂加茯苓白术汤证，三者研读时当相互联系，比较鉴别，建立知识间的网络。

④ 【临证薪传】

尤氏之注独到，强调汗出，盖秉承仲景柔痉诊断要点，为大陷胸丸证见及汗出提供启示。

大陷胸丸与大陷胸汤不仅是剂型改汤为丸，更有药味加减，以葶苈、杏仁、白蜜相伍则药力直达胸中，更利于热水互结于胸膈以上的病理状态。与抵当汤、丸比较，改大陷胸汤为丸意在使药力缓留于上，而抵当汤改为丸则用于病势较缓者，虽皆改汤为丸，立意不同，由此可窥中药制剂奥妙之一斑！

上四味，捣筛二味。纳杏仁、芒硝，合研如脂，和散取如弹丸一枚，别捣甘遂末一钱匕，白蜜二合，水二升，煮取一升，温顿服之，一宿乃下。如不下，更服，取下为效。禁如药法。

按：汤者，荡也。荡涤邪秽，欲使其净尽也；丸者，缓也，和理脏腑，不欲其速下也。大陷胸丸，以荡涤之体，为和缓之用。盖以其邪结在胸，而至如柔痓状，则非峻药不能逐之，而又不可以急剂一下而尽，故变汤为丸，煮而并渣服之，及峻药缓用之法[①]。峻则能胜破坚荡实之任，缓则能尽际上迄下之邪也。

小结胸病，正在心下，按之则痛，脉浮滑者，小陷胸汤主之。

胸中结邪，视结胸较轻者，为小结胸。其证正在心下，按之则痛，不似结胸之心下至少腹硬满而痛不可近也。其脉浮滑，不似结胸之脉沉而紧也。是以黄连之下热、轻于大黄，半夏之破饮，缓于甘遂、栝蒌之润利，和于芒硝，而其蠲除胸中结邪之意，则又无不同也，故曰小陷胸汤[②]。

小陷胸汤方

黄连一两　半夏半升，洗　栝蒌实大者一枚

上三味，以水六升，先煮栝蒌实，取三升，去滓，纳诸药，煮取二升，去滓，分温三服。

病在阳，应以汗解之，反以冷水潠之，若灌之，其热被劫不得去，弥更益烦，肉上粟起，意欲饮水，反不渴者，服文蛤散。若不瘥者，与五苓散。寒实结胸无热证者，与三物小陷胸汤，白散亦可服。

①【医理探微】
病在上者治宜缓，故改汤为丸，又以白蜜煮丸，取其甘缓以治邪结偏上之证。

②【医理探微】
大小陷胸汤虽病势、病变范围及病症不同，但二者在组方思路确是一致的，只是轻重差异，所以小陷胸汤较大陷胸汤用药缓、势小。

病在阳者，邪在表也，当以药取汗，而反以冷水潠之[1]，或灌濯之，其热得寒被劫而又不得竟去，于是热伏水内，而弥更益烦。水居热外，而肉上粟起，而其所以为热，亦非甚深而极盛也，故意欲饮水，而口反不渴。文蛤咸寒而性燥，能去表间水热互结之气。若服之而不瘥者，其热渐深，而内传入本也。五苓散，辛散而淡渗，能去膀胱与水相得之势，若其外不郁于皮肤，内不传于膀胱，则水寒之气，必结于胸中，而成寒实结胸。寒实者，寒邪成实，与结胸热实者不同。审无口燥、渴烦证见者，当与三物白散温下之剂，以散寒而除实也[2]。本文"小陷胸汤"，及"亦可服"七字，疑衍。盖未有寒热而仍用黄连栝蒌者，或久而变热者，则亦可与服之耳。

文蛤散方

文蛤五两为散，以沸汤和一钱匕，服汤用五合。

三物白散方[3]

桔梗三分　　贝母三分　　巴豆一分，去皮心，熬黑

上三味为末，纳巴豆，更于臼中杵之，以白饮和服，强人半钱匕，羸者减之。病在膈上必吐，在膈下必利，不利，进热粥一杯；利过不止，进冷粥一杯。身热皮粟不解，欲引衣自覆者，若水以潠之洗之，益令热劫不得出，当汗而不汗则烦。假令汗出已，腹中痛，与芍药三两，如上法。

太阳少阳并病，而反下之，成结胸。心下硬，下利不止，水浆不下，其人心烦。

①【注文浅释】

潠(xùn)：同喋，含在口中而喷出。"以冷水潠之"，即将水含在口中而喷洒病人，是古代退热的一种方法。

②【医理探微】

"无热证"是本条的辨证要点，即无发热、烦渴、舌红苔黄等阳热征象，应伴见畏寒怯冷、便闭尿清、舌淡苔白滑、脉沉紧或迟等寒实之象。治当温寒逐水，祛痰开结，方用三物白散。

③【医理探微】

三物白散：由桔梗、巴豆、贝母三味药物组成。巴豆辛热大毒，峻下冷积寒饮；贝母化痰散郁开结；桔梗宣肺理气化痰，又载药达于胸膈。三药相配，共奏温寒逐水、祛痰开结之功。本方药力峻猛，故用米汤调服药散以顾护胃气。同时，根据患者的体质状况确定每服用药量，对于体质壮实之人给服半钱匕，体质羸弱之人宜适当较少给药量。若欲增强其泻下之力，可进服热粥；若欲减缓其泻下之力，则可进服冷粥。药后因病位不同而反应各异，病在膈上者多呕吐，病在膈以下者多泻利。

太阳病未罢而并于少阳,法当和散,如柴胡加桂枝之例。而反下之,阳邪内陷则成结胸,亦如太阳及少阳误下之例也。但邪既上结,则当不复下注,乃结胸心下硬,而又下利不止者,邪气甚盛,而淫溢上下也。于是胃气失其和,而水浆不下;邪气乱其心,而烦扰不宁。所以然者,太少二阳之热,并而入里,充斥三焦心胃之间,故其为病,较诸结胸有独甚焉。仲景不出治法者,非以其盛而不可制耶。

结胸证,其脉浮大者,不可下,下之则死。

结胸证,原有可下之例,如大陷胸汤及丸诸法是也。若其脉浮大者,心下虽结而表邪犹盛,则不可径与下法^①。下之则脏气重伤,邪气复入,既不能受又不可制,则难为生矣。故曰下之则死。

① **【医理探微】**
若仅是夹犹盛的表证,则攻下致死,有点危言耸听。此处脉浮大盖非表证之浮大,而是正虚,故必浮大中空,为虚实夹杂,攻补两难,径用攻下则正气内脱而致危殆。

② **【注文浅释】**
此处"病发于阴"不是"脉浮而紧",而是此前言及的"病发于阴而反下之,因作痞"中的"病发于阴"。

结胸证悉具,烦躁者死,下利者亦死。

伤寒邪欲入而烦躁者,正气与邪争也。邪既结而烦躁者,正气不胜,而将欲散乱也,结胸证悉具,谓脉沉紧,心下痛,按之石硬,及不大便,舌上燥而渴,日晡所潮热,如上文所云是也。而又烦躁不宁,则邪结甚深,而正虚欲散。或下利者,是邪气淫溢,际上极下,所谓病胜脏者也。虽欲不死,其可得乎?

痞证七条

脉浮而紧,而复下之,紧反入里,则作痞。按之自濡,但气痞耳。

此申言所以成痞之故。浮而紧者,伤寒之脉,所谓病发于阴^②也。紧反入里者,寒邪因下而内陷,与"热入因作结胸"同意。但结胸心下硬满而痛,痞则按之濡而不硬且痛。所以然者,阳邪内陷,止于胃中,与水谷相结,则成结胸;阴邪内陷,止于胃外,与气液相结,则为痞。是以结胸为实,而按之硬痛;痞病为虚①,而按之自濡耳②。

心下痞,按之濡,其脉关上浮者,大黄黄连泻心汤主之。③

按成氏云:心下硬,按之痛,关脉沉者,实热也。心下痞,按之濡,关上浮者,虚热也。与大黄、黄连,以导其虚热。成氏所谓虚热者,对燥屎而言也,非阴虚阳虚之谓④。盖热邪入里,与糟粕相结,则为实热;不与糟粕相结即为虚热。本方以大黄、黄连为剂,而不用枳、朴、芒硝者,盖以泄热,非以荡实也。麻沸汤者,煮水小沸如麻子,即以煮药,不使尽药力也⑤。

大黄黄连泻心汤方⑥

大黄二两　黄连一两

上二味⑦,以麻沸汤⑧二升渍之,须臾,绞去滓,分温再服。心下痞,而复恶寒汗出者,附子泻心汤主之。

此即上条而引其说。谓心下痞,按之濡,关脉浮者当与大黄黄连泻心汤,泻心下之虚热。若其人复恶寒而汗

① 【注文浅释】

不是正气不足虚证之虚!参下条尤氏引成无己注,甚明。

② 【医理探微】

痞证以无痛为特征,堵闷不舒、按之柔软不痛是其诊断要点。结胸以心下硬满痛为特征。二者鉴别可参考尤氏之说。

③ 【临证薪传】

大黄黄连泻心汤辨证要点为胃热气滞,气机升降失常。临证应用不必拘泥于胃,凡火热冲逆于中上焦,如热扰于心,犯于肺等,可考虑应用。

④ 【注文浅释】

尤氏对成氏"虚热"之解很到位,这也启示医者,对不同注家的言语、观点当结合具体条文、病理等理解,不可拘泥字义。

⑤ 【医理探微】

这里为无形之热,无结滞之势,所以不用行散导滞类药物,虽用大黄,但也是麻沸汤浸泡,取其气薄其味。

⑥ 【案例犀烛】

任某,女,成年。1972年7月25日初诊。月经逾期半月不行,昨忽鼻衄如注,并从口溢,因过食椒姜辛热之物,使血妄逆乱,亦由积热内蕴所致。脉数心悸,颜面潮红。急宜清降,使血下行归经。炒黄芩10克,黄连3克,制军6克,细生地15克,紫草、丹皮各6克,百草霜9克(包),代赭石、川牛膝、仙鹤草各10克。2剂。复诊:吐衄止。嘱忌食辛辣物,并于下月经期前3日服原方3剂以防治。(摘自《老中医医案选·第一辑》,浙江中医学院)

按:张聿青言:"天下无倒流之水,因风而方倒流;人身无逆上之血,因火而方逆上。"本案病人嗜食辛辣,便积热内蕴,火热上逆迫血而出致倒经。故用泻心汤加清热降火之剂以治。

⑦ 【临证薪传】

方中药味只有两味,参下文附子泻心汤中泻心汤多一味黄芩,后人多以为应是三味。

⑧ 【注文浅释】

麻沸汤:滚沸的开水。麻沸汤浸泡须臾绞汁即饮,意在取其气之轻扬,既可上行心下清泄气热而消痞,又能避免苦寒沉降、药过病所之弊。

出,证兼阳虚不足者,又须加附子以复表阳之气。乃寒热并用,邪正兼治之法也。

附子泻心汤方

大黄二两　黄连一两　黄芩一两　附子一枚,炮,去皮,破,别煮取汁

上四味,切,三味以麻沸汤二升渍之,须臾,绞去滓,纳附子汁。分温三服。

按此证,邪热有余,而正阳不足。设治邪而遗正,则恶寒益甚;或补阳而遗热,则痞满愈增。此方寒热补泻,并投互治,诚不得已之苦心。然使无法以制之,鲜不混而无功矣①。方以麻沸汤渍寒药,别煮附子取汁,合和与服,则寒热异其气,生熟异其性,药虽同行,而功则各奏乃先圣之妙用也。

伤寒五六日,呕而发热者,柴胡汤证具,而以他药下之,柴胡证仍在者,复与柴胡汤。此虽已下之,不为逆,必蒸蒸而振,却发热汗出而解,若心下满而硬痛者,此为结胸也,大陷胸汤主之。但满而不痛者,此为痞,柴胡不中与之,宜半夏泻心②汤。

结胸及痞,不特太阳误下有之,即少阳误下亦有之。柴胡汤证具者,少阳呕而发热,及脉弦、口苦等证具在也。是宜和解而反下之,于法为逆。若柴胡证仍在者,复与柴胡汤和之即愈。此虽已下之,不为逆也。蒸蒸而振者,气内作而与邪争胜,则发热汗出而邪解也。若无柴胡证,而心下满而硬痛者,则为结胸,其满而不痛者,则为痞,均非柴胡所得而治之者矣。结胸宜大陷胸汤,痞宜半夏泻心汤,各因其证而施治也。

①【注文浅释】
立法处方固欲精妙,制药服法尤得细究! 此先圣之要旨。

②【注文浅释】
本条以与大结胸证相对比的方式辨治痞证。"呕而发热者,柴胡汤证具",应是少阳病,治以柴胡汤。若医误行泻下,可发生三种转归,成为心下痞硬证为其一,这是本条的重点。若误下伤脾胃,湿浊内生,升降失常,气机痞塞,形成心下痞满而不痛的痞证。可用半夏泻心汤辛开苦降,泻心消痞。

半夏泻心汤方①②

黄芩三两　人参三两　甘草三两　黄连一两　半夏半升,洗

干姜三两　大枣十二枚

上七味,以水一斗,煮取六升,去滓,再煮③,取三升。温服一升,日三服。

按痞者,满而不实之谓。夫客邪内陷,即不可从汗泄;而满而不实,又不可从下夺。故惟半夏、干姜之辛,能散其结;黄连、黄芩之苦,能泄其满。而其所以泄与散者,虽药之能,而实胃气之使也④。用参、草、枣者,以下后中虚,故以之益气,而助其药之能也。

伤寒汗出解之后,胃中不和,心下痞硬,干噫食臭⑤,胁下有水气,腹中雷鸣,下利者,生姜泻心汤主之。

汗解之后,胃中不和,既不能运行真气,并不能消化

① 【临证薪传】

以半夏泻心汤为代表的泻心汤系列,它是寒热并用补泻兼施的常用方剂。按其性味,为苦寒、辛温同用,能泄降又能开通,因此,泻心汤可称辛开苦降法的代表方,应用范围较广。包括尤氏在内的众多注家对该方的研究,多未跳出《伤寒论》《金匮要略》原文圈子,针对条文方药而解,未能跳出条文看方药,在实际运用时不免带有一定的局限性。

对泻心汤理解应用不泥于仲景,予拓展应用的首推叶氏(叶天士),其运用泻心法,不生搬硬套、照抄原方,而是往往灵活地相互协同运用。如用半夏泻心汤,有时加附子,用附子泻心汤有时减去大黄,却加人参、干姜、半夏。指出"辛可通阳,苦能清降","苦寒能清热除湿,辛通能开气宣浊",认为泻心方并不限于痞证。在元代戴元礼"诸泻心方取治湿

热最当"的启示下,得出"湿热非苦辛寒不解"的临床体会,从而扩大了对湿热病通治的范围。叶氏不墨守"寒热互结""上热下寒"之说,揭示要掌握"清邪之中,必佐扶正""热邪宜清,胃阳亦须扶护"的治疗规律,这都是在中医临床医学方面所取得的进一步成就。

② 【案例犀烛】

王(四三)劳伤胃痛,明是阳伤,错认箭风,服药敷贴,更服丸药。心下坚实按之痛,舌白烦渴,二便涩少,喘急不得进食。从痞结论治(寒热客邪互结)。生姜汁,淡干姜,淡黄芩,枳实,姜汁炒川连,半夏。

③ 【医理探微】

半夏泻心汤用煎犹嫌不够,更取"去滓,再煎"之法,其用意在寒、热药性和合,更好发挥调和之用。

按:《伤寒论》以心下痞满不痛为五泻心证的审证要点,疼痛则属结胸证,因此不敢大胆运用泻心法以治疗胃痛病症。叶氏却独具卓见,不论胃痛或结胸,都一概应用,打破了历史常规。本案心下坚实,按之痛,二便涩少,喘急不能进食,舌白烦渴,此病在气分,叶氏不拘疼痛之症,以胃热结滞在上,脾虚在下,断为寒热错杂证,师仲景泻心汤法。

④ 【临证薪传】

尤氏此释精到,言药之效不只是药本身的功能,更应是药与机体的相互作用使然,言外之意,虽有药而无机体反应,则药效不彰,这一认识深得要领,临床实践时若能铭记心中则多有助益。

⑤ 【注文浅释】

干噫(ài):嗳气。

食臭(xiù):嗳气时有酸腐味,多因宿食不消所致。

饮食，于是心中痞硬，干噫食臭，《金匮》所谓中焦气未和，不能消谷，故令人噫是也。噫，暖食气也。胁下有水气，腹中雷鸣、下利者，土德不及而水邪为殃也。故以泻心消痞，加生姜以和胃。

按：上条本少阳病，不宜入太阳篇中；此条汗解后，病亦不得谓之逆，而俱列于此者，所以备诸泻心之用也。

生姜泻心汤方

生姜四两，切　人参三两　半夏半升洗　甘草三两炙　黄芩三两

大枣十二枚，擘　黄连一两　干姜一两

上八味，以水一斗，煮取六升，去滓，再煮取三升。温服一升，日三服。

伤寒中风，医反下之，其人下利，日数十行，谷不化，腹中雷鸣，心下痞硬而满，干呕，心烦不得安。医见心下痞，谓病不尽，复下之，其痞益甚。此非结热，但以胃中虚，客气上逆，故使硬也。甘草泻心汤主之。

伤寒中风者，成氏所谓伤寒或中风者是也。邪盛于表而反下之，为下利谷不化，腹中雷鸣，为心下痞硬而满，为干呕心烦不得安，是表邪内陷心间，而复上攻下注，非中气空虚。何致邪气淫溢至此哉？医以为结热未去，而复下之，是已虚而益虚也。虚则气不得化，邪愈上逆，而痞硬有加矣，故与泻心消痞，加甘草以益中气。

甘草泻心汤方

甘草四两　黄芩三两　干姜三两　黄连一两　半夏半升，洗

大枣十二枚,擘

上六味,以水一斗,煮取六升,去滓,再煮取三升。温服一升,日三服。

按:生姜泻心汤,甘草泻心汤二方,虽同为治痞之剂,而生姜泻心,意在胃中不和,故主生姜以和胃;甘草泻心,意在下利不止与客气上逆,故不用人参之增气,而须甘草之安中也。①

伤寒大下后,复发汗,心下痞,恶寒者,表未解也,不可攻痞,当先解表,表解乃可攻痞②。解表宜桂枝汤,攻痞宜大黄黄连泻心汤。

大下复汗,正虚邪入,心下则痞,当与泻心汤如上法矣。若其人恶寒者,邪虽入里,而表犹未罢,则不可径攻其痞。当先以桂枝汤解其表,而后以大黄黄连泻心汤攻其痞。不然,恐痞虽解,而表邪复入里为患也,况痞亦未必能解耶。

按:伤寒下后,结胸、痞满之外,又有懊憹、烦满、下利等证。盖邪入里而未集,而其位又高,则为懊憹;其已集而稍下者,则为结胸及痞;其最下而亦未结者,则为下利。结胸、痞满,具如上文,凡十七条。以下凡十一条,则备举懊憹、下利诸证也。

懊憹烦满证治六条

发汗吐下后,虚烦不得眠,若剧者,必反覆颠倒,心中懊憹③,栀子豉汤主之;若少气者,栀子甘草豉汤主之;若呕者,栀子生姜豉汤主之。

发汗吐下后,正气既虚④,邪气亦衰,乃虚烦不得眠。甚则反覆颠倒,心中懊憹者,未尽之邪,方入里而未集,已虚之气,欲胜邪而不能,则烦乱不宁,甚则心中懊憹郁闷,

① 【医理探微】

半夏泻心汤证是三泻心汤寒热错杂痞证的基础证,其兼有水食停积不化,证见嗳出酸腐食臭、胁下肠鸣者用生姜泻心汤;若属脾胃气虚更甚,证见下利殊甚,日行数十次且夹有不能消磨的食物时用甘草泻心汤。

② 【临证薪传】

证属无形热痞兼表证不解。考该证形成,固可如仲景所言,为大下后表邪陷而成痞时表未尽解,成表里同病,而就临床实际所见,更常见先有热痞,再复受外邪侵袭而形成表里同病者,来途虽异,而结果则同。

本条学习时最宜与附子泻心汤证参照,两者除都有热痞外,皆可见及恶寒症状,但两者恶寒的机制不同,当细加鉴别。本条恶寒是邪在肌表,附子泻心汤证恶寒是阳虚失于温煦,虚实迥异。表证恶寒得衣被不减,虚证恶寒得衣被能减,以此为辨。仲景设此两条,寓鉴别诊断之意,尤当深察!

③ 【注文浅释】

心中懊憹:心中烦乱之极,莫可名状,而有无可奈何之感。

④ 【注文浅释】

正气既虚,邪气亦衰,难道是虚实夹杂?考栀子豉汤及其类方大多是郁热之证,不可因"虚烦不得眠"中有一"虚"字而认为是正虚的虚证。此外,该虚是相对痰、食等有形实邪言!

而不能自已也。栀子体轻，味苦微寒；豉经蒸罯[1]，可升可降，二味相合，能彻散胸中邪气，为除烦止躁之良剂[2]。少气者，呼吸少，气不足以息也。甘草之甘，可以益气，呕者，气逆而不降也，生姜之辛，可以散逆。得吐则邪气散[3]而当愈，不可更吐以伤其气，故止后服。

栀子豉汤方[4]

栀子十四枚，擘　香豉四合，绵裹

上二味，以水四升，先煮栀子，得二升半，纳豉，煮取一升半，去滓，分二服，温进一服。得吐止后服。

栀子甘草豉汤方

于栀子豉汤内加入甘草二两。余依前法。

栀子生姜豉汤方

于栀子豉汤内加入生姜五两。余依前法。

发汗若下之，而烦热，胸中窒[5]者，栀子豉汤主之。

伤寒五六日，大下之后，身热不去，心中结痛[6]者，未

---

① 【注文浅释】

蒸罯：这是淡豆豉制作发酵的过程，是以生大豆浸泡蒸煮，然后用罐等器皿覆盖发酵的意思。罯(ǎn)与"罨(掩)""窨(熏)""盦(庵)""黴(霉)""鬱(郁)"等字都有掩盖、覆盖之意，用来说明豆豉发酵生产的特点。

② 【医理探微】

栀子苦寒，泻火除烦；豆豉味薄，开胃除烦。二药配伍清宣郁热，开胃除烦。本方为清宣治法的代表。

③ 【注文浅释】

得吐是邪散之象，不是栀子豉汤用后必见表现。

④ 【临证薪传】

本方能解陈腐郁热、宣其郁结等，适合外感病后期余热留扰胸膈之证。

此外，从胸中窒、心中懊憹等示其可用治胸上病变，如食管方面、鼻咽和胸肺位置病变，温病学"温邪上受，首先犯肺"其中用到栀子豉汤；还可用治胸膈中间部位的郁热，如阳明饥不欲食、胃热空虚；还用于胸膈至肚脐间病变，如劳复篇栀子枳实豆豉汤应用。所以，其应用范围已不局限在字面描述位置。上中焦病用之，下焦病亦间用之，甚至邪热弥漫上中下三焦亦用之，这极大扩充了该方的运用范围。

该方仅有栀子、豆豉两味，在临证应用时，可佐入药物。如叶天士每每加入杏仁、蒌皮、郁金之类，提高了栀子豉汤的疗效；佐桔梗、紫菀、枇杷叶、桑叶、贝母等加强清宣肺气之力；佐橘红、苏梗、

枳壳、枳实、降香、半夏、生姜、蔻仁、厚朴、延胡等加强行气开结之力；用羚羊角、连翘、石膏、竹叶、黄芩、黄连、丹皮、竹茹等增强清热作用；佐薏苡仁、通草、滑石、茯苓皮、赤小豆等欲兼以渗利；佐沙参、石斛、花粉等兼以滋阴；其他还有芳化开窍的菖蒲，活血去瘀的桃仁等，都可以随宜选用。这些也有一定的规律可循，果能触类引申，灵活运用，就可逐渐达到

左右逢源的境地。

⑤ 【注文浅释】

胸中窒：窒，塞也。指患者胸中窒塞，憋闷不舒。

⑥ 【注文浅释】

心中结痛：谓心胸因火热邪气郁结而疼痛。

欲解也,栀子豉汤主之。

烦热者,心烦而身热也;胸中窒者,邪入胸间而气窒不行也。盖亦汗下后,正虚邪入,而犹未集之证,故亦宜栀子豉汤散邪彻热为主也。心中结痛者,邪结心间而为痛也,然虽结痛而身热不去,则其邪亦未尽入,与结胸之心下痛而身不热者不同①。此栀子豉汤之散邪彻热,所以轻于小陷胸之荡实除热也。

伤寒下后,心烦腹满,卧不安者,栀子厚朴汤主之。

下后心烦,证与上同。而加腹满,则邪入较深矣,成氏所谓邪气壅于心腹之间者是也。故去香豉之升散,而加枳朴之降泄②。若但满而不烦,则邪入更深,又当去栀子之轻清,而加大黄之沉下矣。此栀子厚朴汤所以重于栀豉而轻于承气也③。

栀子厚朴汤方

栀子十四枚,擘 　厚朴四两,姜汁炒 　枳实四枚,水浸,去穣炒

上三味,以水三升半,煮取一升半,去滓,分二服,温进一服。得吐者,止后服。

伤寒,医以丸药大下之,身热不去,微烦者,栀子干姜汤主之。

大下后,身热不去,证与前同。乃中无结痛,而烦又微而不甚,知正气虚,不能与邪争,虽争而亦不能胜之也。故以栀子彻胸中陷入之邪,干姜复下药损伤之气。

栀子干姜汤方④

栀子十四枚 　干姜二两

①【临证薪传】

本证与结胸证区别重心在本证为无形邪热郁滞气机,结胸证为寒热之邪与痰水有形之邪相结,不在身热与不热! 尤氏之注不可信。

②【临证薪传】

枳朴加大黄,实小承气汤,与栀子厚朴汤相较,一用大黄苦寒攻下,一用栀子清宣郁热。尤氏云小承气汤证应见到"但满而不烦",结合条文,小承气汤证应有微烦的表现,尤氏之论欠当。

③【医理探微】

尤氏解读不仅让人对这一汤证理解更加清晰,也给后人诸多启示:①本方去豆豉,表明其治疗侧重已移至中下焦,其部位应在心下至少腹部之间。②枳实、厚朴以降气为主,作用部位是否相同呢? 结合劳复篇栀子枳实豆豉汤,其用豆豉表明偏于中上焦,也意味着脘腹部(心下至肚脐之间)是枳实降气针对的部位所在,本证中厚朴则侧重脐及少腹部为主。③通过栀子豉汤、栀子厚朴汤、承气汤的比较,展现了动态辨证的过程,即从栀子豉汤清宣,到栀子厚朴汤清通,到承气汤清下,随着病位、病情发展等所采取的治法、用药策略变化,为临床应用相关方药提供了思路与方法。

④【医理探微】

本方以栀子苦寒,清上焦郁热;干姜辛热,温中焦虚寒,为《伤寒论》寒温并用最小之方。

①【临证薪传】

栀子豉汤非为涌吐之剂,所以会"得吐",乃药后郁热得伸,气机一时上逆之象,为药后反应。病人素有里虚寒,即或复加邪热郁于胸膈,亦不应单纯清宣,而宜兼顾在里的虚寒。

②【医理探微】

此来自《素问·至真要大论》中"近者奇之,远者偶之,汗者不以奇,下者不以偶"。

此用于阐述古医者就病时,处方用药结合阴阳术数而选药或制定方剂类型的方式。奇是指由单味或药味组合为单数的方剂,单数合于阳;偶是指由双数味或药味组合为偶数的方,宜泻下不宜发汗,偶数合于阴。古代处方药味数、药量并非单凭经验而定,是按照术数来定药或处方,但现代对术数知识几乎舍弃。

这一汗、下用方法作为参考般规则,不必拘执!

③【注文浅释】

矩矱(yuē):尺度、标准。《楚辞·离骚》"曰勉升降以上下兮,求矩矱之所同"。

④【临证薪传】

本方黄芩黄连同用,清热之力较大,虽佐以甘草,亦苦多于甘,君以葛根解肌升清,合为清热达邪之剂,治阳明肠热较重而阴未伤的下利。

从临床来看,该方用于肠热下利,其使用参考是舌红苔黄,脉数口渴,发热,一般没有恶寒,初起间可见到恶寒,但很轻微,表明该方主治证以里热为主,即使兼有表证,也是表热证,绝不是表寒证。

上二味,以水三升半,煮取一升半,去滓,分二服,温进一服。得吐,止后服。

凡用栀子汤,病人旧微溏者,不可与服之。

病人旧微溏者,未病之先大便本自微溏,为里虚而寒在下也。栀子汤本涌泄胸中客热之剂[①],旧微溏者,中气不固,与之,恐药气乘虚下泄,而不能上达,则膈热反因之而深入也,故曰不可与服之。

下利脉证五条

太阳病,桂枝证,医反下之,利遂不止。脉促者,表未解也;喘而汗出者,葛根黄连黄芩汤主之。

太阳中风发热,本当桂枝解表,而反下之,里虚邪入,利遂不止。其脉则促,其证则喘而汗出。夫促为阳盛,脉促者,知表未解也。无汗而喘为寒在表;喘而汗出,为热在里也。是其邪陷于里者十之七,而留于表者十之三,其病为表里并受之病,故其法亦宜表里两解之法。葛根黄连黄芩汤,葛根解肌于表,芩、连清热于里,甘草则合表里而并和之耳。盖风邪初中,病为在表,一入于里,则变为热矣。故治表者,必以葛根之辛凉;治里者,必以芩、连之苦寒也。而古法汗者不以偶,下者不以奇[②]。故葛根之表,则数多而独行。芩、连之里,则数少而并须。仲景矩矱[③],秩然不紊如此。

葛根黄连黄芩汤方[④]

葛根半斤　甘草二两,炙　　黄芩二两　黄连三两

上四味,以水八升,先煮葛根减二升,纳诸药,煮取二升,去滓,分温再服。

太阳病，外证未除，而数下之，遂协热而利，利下不止，心下痞硬，表里不解者，桂枝人参汤主之。①

太阳误下，自利而又表里不解，与上条同。然曰数下，则气屡伤矣。曰利下不止，则虚复甚矣。虽心下痞硬，亦是正虚失运之故，是宜桂枝之辛，以解其表；参、术、姜、草之甘温，以安其里。而不可以葛根攻表，亦不得以芩、连清里，治如上条之例矣。②

桂枝人参汤方

桂枝四两　干姜二两　白术三两　人参三两　炙甘草四两

上五味，以水九升，先煮四味，取五升，纳桂，更煮取三升，温服一升，日再，夜一服。

伤寒，医下之，续得下利，清谷不止③，身疼痛者，急当救里。后身疼痛，清便自调者，急当救表。救里宜四逆汤，救表宜桂枝汤。

伤寒下后，邪气变热，乘虚入里者，则为挟热下利；其邪未入里而脏虚生寒者，则为下利清谷。各因其人邪气之寒热，与脏气之阴阳而为病也。身疼痛者，邪在表也，然脏气不充，则无以为发汗散邪之地，故必以温药，舍其表而救其里。服后清便自调，里气已固，而身痛不除，则又以甘辛发散为急④。不然，表之邪又将入里而增患矣。而救里用四逆，救表用桂枝，与厥阴篇下利腹胀满、身疼痛条略同。彼为寒邪中阴，此为寒药伤里，而其温中散

① 【临证薪传】

桂枝人参汤即理中汤加桂枝，里寒挟表热，故说"协热而利"，用桂枝和表以治表热，用理中温里以治痞利，其不仅能理中治利，还可用治痞证。

【案例犀烛】

赵某，男，48 岁，教师。主诉：胃脘痞满疼痛反复发作三年有余。诊见：胃脘痞满疼痛，遇寒加重，喜饮热食，脘腹怕冷，大便不调，舌质淡暗，苔薄白腻。辨为脾胃虚寒，湿瘀中阻。处以桂枝人参汤加蒲黄、五灵脂、延胡索。上方服用 5 剂明显缓解，前后加减治疗数月，诸症消失。[《中医药通报》，2010，9（2）：7]

按：桂枝人参汤原为脾阳虚兼表证而设，此例纯属里证，由此可见，有无表证不是临床辨识的要点。此外，该方临床应用时多以治疗虚寒下利为主，本例用治虚性痞证拓展了该方的应用范围，值得借鉴。就痞证属性而言，有实热痞与虚寒痞之分，本例痞证不因下利而缓解，反因利下而心下痞满愈重，应属虚痞无疑；论其治法，实痞每随邪去而痞消，虚痞则当以温补为主，"塞因塞用"即指此而言。

② 【医理探微】

桂枝人参汤证与葛根芩连汤证皆为表里同病，协表热且下利

者，但前者属里虚兼表证，属表里俱寒；后者是里实兼表证，属表里俱热。所以前者取辛温桂枝，后者用辛凉葛根。

③ 【注文浅释】

"清谷不止"与"清便自调"的"清"，都应该通"圊"字。

④ 【医理探微】

尤氏对本条解读详尽得当，不必细述。本条需要察知的是在外感邪气之前，病者里虚已经存在，外感邪气只是诱发或加重里虚，使之表现于外。

① 【医理探微】

尤氏不仅阐述条文原理，最后更是画龙点睛，提出此为表里先后治疗法则之一。由此看出，当表里同病时，一般原则是先表后里，但如本条，若里证为急、为重时先治里，后解表。

伤寒下后，邪气可因体质不同，或从阳化热入里，所以"乘虚入里"的"虚"是"邪气所凑，其气必虚"的"虚"，与后文中"脏虚生寒"的"虚"不可一概而论。此外，尤氏以为"下利清谷"是伤寒下后"邪未入里而脏虚生寒"，认识欠当！其根源应该在"身疼痛者"四字，而尤氏由此确认其出现机制是"邪在表也"，结合临床，固然"身疼痛"可见于邪仍在表，但亦可能缘于气血不足等其他原因，仲景"急当救里"的前提不是"身疼痛"，而是"下利清谷"，所以不论身疼痛是邪在表还是营卫虚弱、筋脉失养，救里是首选。

② 【医理探微】

此两句文字描述的是否是其后言及的"下之"之前的情形？从后续转为结胸与协热利来看，"脉微弱"不能成为攻下法应用的对象，这是一般医者知晓的道理，所以后续攻下法的应用不是针对脉微弱有寒分状况的。仲景实际讨论了"心下必结"可能兼有的几种证候情形，一是脉微弱有寒分，一是脉不微弱，攻下后邪陷为结胸，或为协热利。

③ 【临证薪传】

本证不能卧，心下结满，应是属水停/聚之类，但脉微弱，提示正虚，并非沉实之脉，医者以心下满等单以下法攻之，病情生变。

邪，先表后里之法则一也①。

太阳病，二三日，不能卧，但欲起，心下必结。脉微弱者，此本有寒分也②。反下之，若利止，必作结胸；未止者，四日复下之，此作协热利也。

太阳病，二三日，为病未久也。不能卧，心下结满，卧则气愈壅而不安也。脉微弱，阳气衰少也。夫二三日为病未久，则寒未变热，而脉又微弱，知其结于心下者，为寒分而非热分矣。寒分者，病属于寒，故谓寒分，犹《金匮》所谓血分、气分、水分也。寒则不可下，而医反下之，里虚寒入，必为下利不止。若利止，必作结胸者，寒邪从阳之化，而上结于阳位也。若未止，四日复下之者，寒已变热，转为协热下利，故须复下，以尽其邪，所谓在下者，引而竭之也③。总之，寒邪中人，久必变热；而邪不上结，势必下注。仲景反复详论，所以诏示后人者深矣。

伤寒服汤药，下利不止，心下痞硬，服泻心汤已，复以他药下之，利不止，医以理中与之，利益甚。理中者，理中焦，此利在下焦，赤石脂禹余粮汤主之。复利不止者，当利其小便。

汤药，亦下药也。下后，下利痞硬，泻心汤是已。而复以他药下之，以虚益虚，邪气虽去，下焦不约，利无止期，故不宜参、术、姜、草之安中，而宜赤脂、禹粮之固下也。乃服之而利犹不止，则是下焦分注之所清浊不别故也，故当利其小便。

尤氏总结《伤寒论》误下转归：本有水饮，外感寒邪，久必化热，误下之后，若热上结于水，则形成结胸；若攻后水趋下，与热易形成协热利，这一转归内容值得借鉴。

针对误下后，出现热与水的结胸，临床以通降散结之法治疗，大小陷胸汤可斟酌应用；若形成协热下利，则以葛根芩连汤为主。

赤石脂禹余粮汤方①

赤石脂二斤,碎　　禹余粮一斤,碎

上二味,以水六升,煮取二升,去滓,分温三服。

下后诸变证治八条

太阳病下之,其脉促,不结胸者,此为欲解也。脉浮者,必结胸也;脉紧者,必咽痛;脉弦者,必两胁拘急,脉细数者,头痛未止;脉沉紧者,必欲呕;脉沉滑者,协热利;脉浮滑者,必下血。②

此因结胸,而并详太阳误下诸变。谓脉促为阳盛,而不结于胸,则必无下利痞满之变,其邪将从外解;若脉浮者,下后邪已入里,而犹在阳分,则必作结胸矣③;脉紧者,太阳之邪,传入少阴之络,故必咽痛,所为脉紧者属少阴,又邪客于足少阴之络,令人咽痛,不可内食是也;脉弦者,太阳之邪,传入少阳之经,故必两胁拘急,所为尺寸俱弦者,少阳受病,其脉循胁络于耳故也;脉细为气少,数为阳脉,气不足而阳有余,乃邪盛于上也,故头痛未止④;脉沉为在里,紧为寒脉,邪入里而正不容,则内为格拒,故必欲呕;脉沉滑者,热胜而在下也,故协热利;脉浮滑者,阳胜而阴伤也,故必下血。《经》曰:不宜下而更攻之,诸变不可胜数此之谓也。

以下并太阳下后之证。而或胸满,或喘,或烦惊谵语,或胁痛发黄,是结胸、痞、满、烦躁、下利外,尚有种种诸变如此。

太阳病,下之后,脉促胸满者,桂枝去芍药汤主之。若微寒⑤者,去芍药方中加附子汤主之。

① 【临证薪传】

方中赤石脂甘温酸涩,禹余粮甘涩性平,二药皆入胃与大肠,而具有收涩固脱的功用,善治久泻久利,滑脱不禁之证。

理中汤之于赤石脂禹余粮汤,两方所治之证不只病位有中、下二焦之别,更有正邪多少之不同,理中汤证应有寒湿之邪,赤石脂禹余粮汤证纯虚无邪,故治之可径从收涩为法。

② 【医理探微】

本条是以脉定证,此无异议。但更重要的是对此方法的理解,这只是张仲景对误下不同病症的脉象列举。

后世学习需认识到:①这是具体的,不是普遍的,不可作为辨证规律;②脉不是单线索信息,是关联其他信息或综合其他信息或知识的结果,只是条文没显示或告知,所以学者不可拘泥于此。如果明白这两点,对后世注家关于此的诸多观点也就看得通透了。

③ 【注文浅释】

这一脉证,联系结胸证不难理解,不必纠结于浮脉主表证之说,需要联系其他信息来看张仲景这一说法,脱离前提来理解是片面的。

④ 【注文浅释】

细数为阳盛而阴血亏虚,阴亏木亢则头痛未止。

⑤ 【注文浅释】

微寒:并非指稍微恶寒之意,应作脉微而恶寒解。此为阳虚之证

①【注文浅释】

尤氏以促脉为阳脉、胸中为阳之腑，邪气在阳分来解读本条，该论与胸阳不振背道而驰。

②【注文浅释】

此证为心胸阳虚，因芍药阴柔，有碍胸阳宣通，故去之。

③【临证薪传】

桂枝去芍药汤治"脉促胸满"，与前面的桂枝甘草汤治"叉手自冒心，心下悸，欲得按"，在传统解释有胸阳虚与心阳虚之分，似乎毫无关联，实则病机是一致的。临床上心病患者大多有心动过速，脉象的至数必然偏快，如果伴有歇止，就是"脉促"。心气虚而心阳失展，往往自觉胸部满闷。可见两条内容只是从不同角度描绘。再就两方比较，主药都是桂枝甘草，仅前方多姜枣和中而已。该方可作为治疗心律不齐的基本方，只要属于心阳虚证，用之皆有较好疗效，就是有力的证明。

④【临证薪传】

桂枝汤中去芍药，即桂枝去芍药汤，因胸阳损伤而致脉促胸满，芍药苦酸微寒，故去之。若阳虚较甚(微恶寒，表明阳虚)，再加附子温阳，即桂枝去芍药加附子汤。

⑤【临证薪传】

桂枝汤加厚朴、杏仁，即桂枝加厚朴杏子汤，条文提出是治"喘家作"与"太阳病下之微喘"，较难掌握，一般主张治太阳表虚兼肺气上逆的喘证，厚朴杏仁宣降肺气，燥湿化痰，临床上凡属肺胃痰湿而致的喘证，不论有无表证，使用本方均有较好疗效。

阳邪被抑，不复浮盛于表，亦未结聚于里，故其胸满。其脉促，促者，数而时一止也。夫促为阳脉，胸中为阳之腑，脉促胸满，则虽误下，而邪气仍在阳分①，故以桂、甘、姜、枣甘辛温药，从阳引而去之。去芍药者，恐酸寒气味，足以留胸中之邪②，且夺桂枝之性也。若微恶寒者，其人阳不足，必加附子，以助阳气而逐阳邪。设徒与前法，则药不及病，虽病不增剧，亦必无济矣。

桂枝去芍药汤方③

于桂枝汤内去芍药。余依前法。

桂枝去芍药加附子汤方④

于桂枝汤方内去芍药，加附子一枚，炮去皮，破八片。余依前法。

太阳病，下之，微喘者，表未解故也，桂枝加厚朴杏仁汤主之。⑤

喘家作，桂枝汤加厚朴、杏仁佳。

太阳误下，无结胸下利诸变，而但微喘，知其里未受病。而其表犹未解，胸中之气，为之不利也。故与桂枝汤，解表散邪，加厚朴、杏仁，下气定喘。然喘之为病，所关非细，而误下之后，其变实多。仲景此条，盖可以互证，而难以独引。亦如太阳病，脉浮者，可发汗，宜麻黄汤之文也。学者辨诸。

太阳病，下之后，其气上冲者，可与桂枝汤，方用前法。若不上冲者，不可与之。

病在太阳，而反下之，正气遂虚，邪气则陷。乃其气反上冲者,阳邪被抑而复扬[①],仍欲出而之表也,故可与桂枝汤,从阳引而去之,因其轻而扬之之意也。用前法者,即啜热稀粥,以助药力之法。盖欲以救被伤之气,而引欲出之邪耳。若不上冲者,邪已内陷,不复外攻,当随脉证而调其内,不可更以桂枝攻其表也。

伤寒八九日,下之,胸满烦惊,小便不利,谵语,一身尽重,不可转侧者,柴胡加龙骨牡蛎汤[②]主之。

伤寒下后,其邪有并归一处者,如结胸下利诸候是也;有散漫一身[③]者,如此条所云诸证是也。胸满者,邪痹于上;小便不利者,邪痹于下;烦惊者,邪动于心;谵语者,邪结于胃。此病之在里者也。一身尽重,不可转侧者,筋脉骨肉,并受其邪,此病之在表者也。夫合表里上下而为病者,必兼阴阳合散以为治。方用柴胡、桂枝,以解其外而除身重;龙蛎、铅丹,以镇其内而止烦惊;大黄以和胃气止谵语;茯苓以泄膀胱利小便;人参、姜、枣,益气养营卫,以为驱除邪气之本也。如是表里虚实,泛应曲当,而错杂之邪,庶几尽解耳。

柴胡加龙骨牡蛎汤方[④]

半夏二合,洗　柴胡四两　人参　龙骨　铅丹　牡蛎熬

茯苓　桂枝　生姜各一两半　大枣六枚　大黄二两

① 【医理探微】
本条理解难点在于"其气上冲"中的"其气"为何气,"上冲"为冲到哪里。是证虽因误下,但邪未深陷,仅影响及肺气。因肺居胸中,外合皮毛,表邪入里,首当入肺,肺气拒邪,故应是肺气上冲;上冲到哪里呢？如冲之太高可能已见喘咳之变了,仲景未言咳喘,是患者仅有胸中气上冲之感而无咳喘之象,否则恐非桂枝汤所能逮。证候轻重变化之玄妙若此。

② 【临证薪传】
此方即小柴胡汤去甘草,加龙骨、牡蛎、茯苓、桂枝、大黄、铅丹。既能和解达邪,又能重镇安神,既能通阳利水,又能坠痰泻实,适用于正虚邪陷,三焦壅滞证。从"胸满烦惊,小便不利,谵语,一身尽重,不可转侧"(107 条)等临床症状来看,确实是邪弥三焦,周身均病,但病机关键是少阳枢机不利,尤其是烦惊与胆热密切相关,故治选小柴胡汤和解少阳,助正达邪为主,加龙牡重镇,铅丹坠痰以止烦惊;加桂枝佐柴胡解外而除身重;加大黄和胃泻实以止谵语;加茯苓通阳而利小便。三焦壅滞一去,则诸证随解。徐灵胎:"此方下肝胆之惊痰,治癫痫必效。"日人尾台氏《类聚方

广义》与中神氏《生生堂治验》均谓此方能治癫痫,并有验案,近人《岳美中医案集》亦载用此方治疗 11 岁女孩顽固癫痫病,取得了良好效果,足资佐证。笔者曾用此方治愈一例神经症,西医诊断为"癔病性哮喘、关节炎"。病人左胯与背部右侧疼痛,每晚喘作时,腿亦剧痛,不能稍动,时作嗳气,声高且长,右脉细涩,左脉沉弦。

该证的特点喘与痛相连,突然发作,逐渐缓解。治以此方化裁,服后立见效果。更换他药则不适。守方续服 20 余剂,不再发作。近有报道,此方对阳虚饮结及肝胆失调引起的惊悸及癫痫,均有一定效果,而且补充了加减法,如肝火亢者,加夏枯草、龙胆草。挟瘀血者,加桃仁、五灵脂。铅丹有毒,可选用生铁落、琥珀、白金丸、

白芥子等代之。

③ 【注文浅释】
散漫一身:是邪入三焦之府,充斥机体内外之谓。

④ 【案例犀烛】
马某,男,60 岁,2005 年 11

月20日初诊。病人1月前因家庭琐事不顺心意,加之慢性前列腺炎复发,出现恶寒发热、流涕、咳嗽等感冒症状,曾静脉滴注盐酸左氧氟沙星,并自行发汗,感冒症状好转而又出现失眠,甚则通宵不眠,口里自言自语、心悸、心烦、胸满、胆怯,不敢出门,突遇外界事物即表现出惊恐状态,惊悸加重。曾就诊于某医院并住院治疗20余日,诊断为神经症。曾口服百合汤、温胆汤等中药治疗,效果不佳。现上述症状有增无减,见生人拱手抱拳,点头哈腰,查舌质红,苔白腻,脉弦数。根据症状和舌苔脉象,断为肝胆疏泄失调,气血津液流通不利,气郁不舒,久郁化热。故胸满烦与柴胡汤胸满烦相同。津壅于少阳三焦,决渎功能失调,故小便不利。"胆病者,善太息……心下澹澹,恐人将捕之",故不敢出门怕见生人。肝郁化热,痰气内阻,上扰心神故失眠。以柴胡加龙骨牡蛎汤加远志、百合、白芍化裁治疗。药进3剂,证减,守方加减调治半月病愈,追访2年,未再复发。[《光明中医》,2009,24(4):724]

按:案例以胸满烦为特征,但心神受扰明显,且小便不利、苔见白腻,反映痰热内阻三焦,决渎功能失职的病机,与前述柴胡加龙牡汤证临证应用较为契合,故能用之应手而差。

⑤【医理探微】

脉迟且弱,虽见浮象,已非单纯表证可比,是中虚夹表之象,医者不扶正解表,反屡用误攻,中阳衰惫,因致寒湿内停而见不能食等。湿郁内停,土壅木郁,则胁痛不舒,最易于邪在少阳混淆,湿阻胆郁则发为黄疸,已非常见的湿热证候,故应属阴黄,否则不致一用小柴胡便见下重等中气下陷之候,更不

上十一味,以水八升,煮取四升,内大黄,切如棋子,更煮一二沸,去滓,温服一升。

得病六七日,脉迟浮弱,恶风寒,手足温,医二三下之,不能食,而胁下满痛,面目及身黄,颈项强,小便难者,与柴胡汤,后必下重。本渴,而饮水呕者,柴胡汤不中与也,食谷者哕。

病六七日,脉浮不去,恶风寒不除,其邪犹在表也,医反二三下之,胃气重伤,邪气入里,则不能食而胁下满痛。且面目及身黄,颈项强,小便难,所以然者,其人脉迟弱而不数,手足温而不热,为太阴本自有湿,而热又入之,相得不解,交蒸互郁,而面目身体悉黄矣。⑤颈项强者,湿痹于上也;胁下满痛者,湿聚于中也;小便难者,湿不下走也,皆与热相得之故也。医以其胁下满痛,与柴胡汤以解其邪,后必下重者,邪外解而湿下行,将欲作利也。设热湿并除,则汗液俱通而愈矣。何至下重哉?本渴而饮水呕者,《金匮》所谓先渴却呕者,为水停心下,此属饮家也。饮在心下,则食谷必哕。所谓诸呕吐,谷不得下者,小半夏汤主之是也,岂小柴胡所能治哉!

本以下之,故心下痞,与泻心汤,痞不解,其人渴而口燥烦,小便不利者,五苓散主之。

下后成痞,与泻心汤,于法为当矣。乃痞不解,而其人口燥烦渴,小便不利者,此非痞也⑥,乃热邪与水畜而不

会出现食谷者哕的胃气衰败之象。

仲景列该条用意良苦,所见之症,一派少阳胆郁之象,殊不知却是脾虚湿郁而致的胆气郁滞,是典型的脾土因虚而壅,土壅而致木郁,呈现的是"至虚有盛候"的特殊证候。两证虚实迥异,临床尤当细酌!

⑥【医理探微】

此为水痞!为寒水内停,气机痞滞之痞。尤氏云其非痞,此一误;尤氏更言五苓散为散水泄热之方,甚缪!盖不知口渴为水停津不布所致。

行也。水畜不行,则土失其润,而口燥烦渴,下迷其道,而小便不利,泻心汤不中与矣。五苓散,散水泄热,使小便利,则痞与烦渴俱止耳。

下后,不可更行桂枝汤,汗出而喘,无大热者,可与麻黄杏子甘草石膏汤。

此与汗后不可更行桂枝汤条大同。虽汗下不同,其为邪入肺中则一,故其治亦同。

误汗下及吐后诸变脉证十三条

本发汗而复下之,此为逆也。若先发汗,治不为逆。本先下之,而反汗之,此为逆也。若先下之,治不为逆。

此泛言汗下之法,各有所宜,当随病而施治,不可或失其度也。如头痛发热恶寒者,本当发汗而反下之,是病在表而治其里也,故曰逆;腹满便闭恶热者,本当下之而反汗之,是病在里而治其表也,故亦为逆①。若审其当汗而汗之,或当下而下之,则亦何逆之有。《外台》云:表病里和,汗之则愈,下之则死;里病表和,下之则愈,汗之则死。不可不慎也。

太阳病,先发汗不解,而复下之,脉浮者不愈,浮为在外而反下之,故令不愈。今脉浮,故知在外,当须解外则愈,宜桂枝汤主之。

既汗复下,邪气不从表散,而又不从里出者,以其脉浮而邪在外,故虽复下之,而病不愈也。夫病在外者,仍须从外引而去之。今虽已汗下,而其脉仍浮,知其邪犹在外,故须桂枝汤,解散外邪则愈。少阳篇云:柴胡汤证具,而以他药下之,柴胡证仍在者,复与柴胡汤,必蒸蒸而振,却发热汗出而解,与此同意,所当互参。

①【医理探微】

本条尤氏解释详细,并附以例证。虽所示误下问题,但其实这涉及表里先后治则的问题,本当下之,应是里证为急,为实,是病证的主要矛盾所在,所以要详辨之。

① 汗下失当，既有邪传入里而证变者，亦有因正气充盛而证未变者，前条云误治后证情依然，本条云误治证情已变，虽误治相似但转归不一，是不可拘执误治一端。

② 【医理探微】
包括尤氏在内的医家对"昼日烦躁""夜而安静"理解多从正邪交争，白天得天阳之助，夜无力与阴寒相争。但如果从天人相应角度，白天为阳气升，人阳虚无以应阳升发则烦躁，夜里为阴敛藏，阴能敛降，但因阳升发不足，故而出现这一病理。

太阳病，先下之而不愈，因复发汗，以此表里俱虚，其人因致冒，冒家汗出自愈①。所以然者，汗出表和故也。得里未和，然后复下之。

下之则伤其里，汗之则伤其表，既下复汗，表里俱虚，而邪仍不解，其人则因为而冒。冒，昏冒也。以邪气蔽其外，阳气被郁，欲出不能，则时自昏冒，如有物蒙蔽之也。若得汗出，则邪散阳出，而冒自愈。《金匮》伝：冒家欲解，必大汗出也。然亦正气得复，而后汗自出耳，岂可以药强发之哉？若汗出冒解，而里未和者，然后复下之，以和其里，所谓里病表和，下之而愈是也。

大下之后，复发汗，小便不利者，亡津液故也，勿治之，得小便利，必自愈。

既下复汗，重亡津液，大邪虽解，而小便不利，是未可以药利之。俟津液渐回，则小便自行而愈。若强利之，是重竭其阴也，况未必即利耶。

下之后，复发汗，必振寒，脉微细，所以然者，以内外俱虚故也。

振寒，振栗而寒也。脉微为阳气虚，细为阴气少。既下复汗，身振寒而脉微细者，阴阳并伤，而内外俱虚也。是必以甘温之剂，和之养之为当矣。

下之后，复发汗，昼日烦躁不得眠，夜而安静，不呕不渴，无表证，脉沉微，身不大热者，干姜附子汤主之。

大法昼静夜剧，病在肾阴；夜静昼剧，病在胃阳。汗下之后，昼日烦躁不得眠，夜而安静者，邪未尽而阳已虚，昼日阳虚欲复，而与邪争，则烦躁不得眠；夜而阴旺阳虚，不能与邪争，则反安静也。不呕不渴，里无热也②。身无大热，表无热也。而又无头痛恶寒之表证，其脉又不浮而沉，不洪而微，其为阳气衰少无疑。故当与干姜、附子，以助阳虚而逐残阴也。以上三条，并是汗下后：小便不利者，伤其阴也；振寒，脉微细者，阴阳并伤也；昼日烦躁不得眠，夜而安静者，伤阳而不及阴也。于此见病变之不同。

干姜附子汤方

干姜一两　附子一枚，生用，去皮，切八片

上二味，以水三升，煮取一升，去滓，顿服。①

发汗若下之，病仍不解，烦躁者，茯苓四逆汤主之。

发汗若下，不能尽其邪，而反伤其正，于是正气欲复而不得复，邪气虽微而不即去，正邪交争，乃生烦躁②。是不可更以麻、桂之属逐其邪及以栀、豉之类止其烦矣。是方干姜、生附之辛，所以散邪；茯苓、人参、甘草之甘，所以养正。乃强主弱客之法也。

茯苓四逆汤方

茯苓六两　人参一两　干姜一两半　甘草二两，炙

附子一枚，生用，去皮，破八片

上五味，以水五升，煮取三升，去滓，温服七合，日三服。

按：汗下后烦躁一证，悉是正虚邪扰之故。而有邪多虚少，或虚多邪少之分。邪多者，宜逐邪以安正；虚多者，宜助正以逐邪。仲景既著栀豉汤之例，复列茯苓四逆之法。其于汗下后烦躁一证，虚实互举，补泻不遗如此，学者所当究心也。

伤寒胸中有热，胃中有邪气，腹中痛，欲呕吐者，黄连

①【注文浅释】

顿服即一次性大剂量服下。本条所述汤证由顿服也能看出肾阳虚为轻证。

②【注文浅释】

烦躁非为正邪交争，与上条同为正气不足，前条纯为阳虚，本条不只阳虚，更见阴气受损。姜附之用非为辛以逐邪，而是辛热化阳之用。

汤^①主之。

此上中下三焦俱病，而其端实在胃中。邪气即寒淫之气，胃中者，冲气所居，以为上下升降之用者也。胃受邪而失其和，则升降之机息，而上下之道塞矣。成氏所谓阴不得升而独治其下，为下寒腹中痛；阳不得降而独治于上，为胸中热，欲呕吐者是也。故以黄连之苦寒，以治上热；桂枝之甘温，以去下寒。上下既平，升降乃复。然而中焦不治，则有升之而不得升，降之而不得降者矣。故必以人参、半夏、干姜、甘草、大枣，以助胃气而除邪气也。此盖痞证之属，多从寒药伤中后得之。本文虽不言及，而其为误治后证可知。故其药亦与泻心相似，而多桂枝耳。

黄连汤方^②

黄连　桂枝_{去皮}　干姜　甘草_{炙，各三两}　人参_{二两}
半夏_{半升，洗}　大枣_{十二枚，擘}

上七味，以水一斗，煮取六升，去滓，温服一升，日三服，夜二服。

太阳病，当恶寒发热，今自汗出，不恶寒发热，关上脉细数者，以医吐之故也。一二日吐之者，腹中饥，口不能食；三四日吐之者，不喜糜粥，欲食冷食，朝食暮吐，以医吐之所致也，此为小逆。

病在表而医吐之，邪气虽去，胃气则伤，故自汗出，无寒热，而脉细数也。一二日，胃气本和，吐之则胃空思食，故腹中饥，而胃气因吐而上逆，则又口不能食也。三四日，胃气生热，吐之则其热上动，故不喜糜粥，欲食冷食，而胃气自虚，不能消谷，则又朝食而暮吐也。此非病邪应

---

① 【案例犀烛】

女，26岁，2008年11月9日初诊。主诉：泄泻。病人大便稀溏，呈清水样，情绪波动时明显，稍吃油腻或生冷食物即加重，吞酸欲呕，腹痛肠鸣，口中味秽，口苦而黏。诊见舌偏红、苔腻微黄脉细。证属上热下寒，治以黄连汤清上温下。药用：黄连5克，法半夏6克，干姜4克，桂枝9克，炙甘草6克，大枣4枚，党参10克。14剂，每日1剂，分2次温服。药后症状基本解除，泄泻止。

按：该病人口黏苦、口臭、吐酸呕叶，表明胃中有热，大便稀溏，食生冷食物加重，说明肠中有寒，切合黄连汤证病机。但细究病症发现与黄连汤证有不同，此病人以下利为主要表现，说明其下寒重，故黄连清热与干姜桂枝温下比例较张仲景原方少；呕吐表现不显，故降逆止呕之半夏用量较张仲景亦轻。这说明了同质亚证之间存在量的差异性，以此来指导临床辨证用药更具准确性。

② 【临证薪传】

黄连汤方中黄连苦寒，清在上之热；干姜辛热，温在下之寒；妙用桂枝宣通上下之阳气，以破热上寒下之格拒；炙甘草、人参、大枣甘温益气和中，以复中焦升降之职；半夏降逆和胃止呕。

黄连汤证病位涉及胸膈、胃肠，以"腹中痛，欲呕吐"为审证要点。

诚如尤氏所言，本证用方乃治痞证半夏泻心汤花裁得来，故病位与半夏泻心所治病位相近，皆在脾与胃，是胃有热、脾有寒之证，只是本证胃热与脾寒较重，两相分离，故证现在上之呕逆与在下之腹痛并见，不似泻心汤证之痞于中焦。

尔，以医吐之所致。曰小逆者，谓邪已去而胃未和，但和其胃，则病必自愈。

伤寒吐下后，复发汗，虚烦，脉甚微，八九日，心下痞硬。胁下痛，气上冲咽喉，眩冒，经脉动惕者，久而成痿。

吐下复汗，津液迭伤，邪气陷入，则为虚烦。虚烦者，正不足而邪扰之，为烦心不宁也。至八九日，正气复，邪气退则愈。乃反心下痞硬，胁下痛，气上冲咽喉，眩冒者，邪气抟饮，内聚而上逆也。内聚者，不能四布；上逆者，无以逮下。夫经脉者，资血液以为用者也。汗吐下后，血液之所存几何？而复抟结为饮，不能布散诸经，譬如鱼之失水，能不为之时时动惕耶？且经脉者，所以纲维一身者也，今既失浸润于前，又不能长养于后，必将筋膜干急而挛，或枢折胫纵而不任地，如《内经》所云脉痿筋痿之证也，故曰久而成痿。

太阳病吐之，但太阳病当恶寒，今反不恶寒，不欲近衣，此为吐之内烦也。

病在表而吐之，邪气虽去，胃气生热，则为内烦。内烦者，热从内动而生烦也。

太阳病，过经十余日，心下温温欲吐而胸中痛，大便反溏，腹微满，郁郁微烦，先此时自极吐下者，与调胃承气汤。若不尔者，不可与。但欲呕，胸中痛，微溏者，此非柴胡证，以呕知极吐下也。

过经者，病过一经，不复在太阳矣。详见阳明篇中。心下温温欲吐而胸中痛者，上气因吐而逆，不得下降也，与病人欲吐者不同；大便溏而不实者，下气因下而注，不得上行也，与大便本自溏者不同。设见腹满，郁郁微烦，知其热积在中者犹甚，则必以调胃承气以尽其邪矣。邪

①【注文浅释】

坏病,今又名变证。指因失治、误治而致病证发生变化,以病情复杂,疑似难辨而得名。

②【临证薪传】

所谓"观其脉证",是由于坏病病情复杂、变化多端,必须审证详细,脉症并举,四诊合参,以全面准确地搜集病情资料。"知犯何逆",是在"观其脉证"的基础上,将上述资料运用中医理论,由表入里,由此及彼,去粗取精,去伪存真地分析研究,弄清"坏病"的病因病机所在。"随证治之",是根据正确诊断,运用理法方药的知识,证变法变,法变药变,予以相应治疗。上述十二字的治疗原则,可以说是《伤寒论》的主要精神,它奠定了中医临床辨证论治的基石,不仅为"坏病"而设,对于一切疾病的辨治均具有重要的指导意义。

③【注文浅释】

火逆:指误用火法或因火法受惊而导致的变证。

④【注文浅释】

灸法之用,仲景壁垒森严,对当今动辄言灸、人人可灸的现状应该有警醒作用!

尽则不特腹中之烦满释,即胸中之呕痛亦除矣。此因势利导之法也。若不因吐下而致者,则病人欲吐者与大便自溏者,均有不可下之戒,岂可漫与调胃承气汤哉?但欲呕,腹下痛,有似柴胡证,而系在极吐下后,则病在中气,非柴胡所得而治者矣。所以知其为极吐大下者,以大便溏而仍复呕也。不然,病既在下,岂得复行于上哉?

太阳病三日,已发汗,若吐、若下、若温针,仍不解者,此为坏病①,桂枝不中与也。观其脉证,知犯何逆,随证治之②。

若,与或同。言或汗,或吐,或下,或温针,而病仍不解,即为坏病,不必诸法杂投也。坏病者,言为医药所坏,其病形脉证不复如初,不可以原法治也,故曰桂枝不中与也。须审其脉证,知犯何逆,而后随证依法治之。

火逆十条

脉浮,宜以汗解,用火灸之。邪无从出,因火而盛,病从腰以下必重而痹,名火逆③也。

脉浮者,病在表,不以汗解,而以火攻,肌腠未开,则邪无从出,反因火气而热乃盛也。夫阳邪被迫而不去者,则必入而之阴,痛从腰以下重而痹者,邪因火迫而在阴也,故曰火逆。

微数之脉,慎不可灸④,因火为邪,则为烦逆,追虚逐实,血散脉中,火气虽微,内攻有力,焦骨伤筋,血难复也。

脉微数者,虚而有热,是不可以火攻。而反灸之,热得火气,相合为邪,则为烦逆。烦逆者,内烦而火逆也。血被火迫,谓之追虚;热因火动,谓之逐实。

由是血脉散乱而难复，筋骨焦枯而不泽，火之为害何如耶！

脉浮，热甚，反灸之，此为实。实以虚治，因火而动，必咽燥唾血。

此火邪迫血，而血上行者也。脉浮热甚，此为表实。古法泻多用针，补多用灸[①]，医不知而反灸之，是实以虚治也。两实相合，迫血妄行，必咽燥而唾血。

太阳病，以火熏之，不得汗，其人必躁，到经不解，必圊血[②]，名为火邪。

此火邪迫血，而血下行者也。太阳表病，用火熏之，而不得汗，则邪无从出，热气内攻，必发躁也。六日传经尽，至七日则病当解。若不解，火邪迫血，下走肠间，则必圊血。圊血，便血也。

太阳伤寒者，加温针，必惊也。

寒邪在表，不以汗解，而以温针，心虚热入，必作惊也[③]。成氏曰：温针损营血而动心气。

太阳病中风，以火劫发汗，邪风被火热，血气流溢，失其常度，两阳相熏灼，其身发黄。阳盛则欲衄，阴虚则小便难。阴阳俱虚竭，身体则枯燥。但头汗出，剂[④]颈而还，腹满微喘，口干咽烂，或不大便，久则谵语，甚者至哕，手足躁扰，捻衣摸床。小便利者，其人可治。

风为阳邪，火为阳气，风火交煽，是为两阳。阳盛而热胜为发黄，阳盛则血亡而阴竭，为欲衄，为小便难也。阴阳俱虚竭，非阳既盛而复虚也。盛者，阳邪自盛；虚者，阳气自虚也。身体枯燥以下，并阴阳虚竭，火气熏灼之征，于法不治。乃小便本难而反利，知其阴气未绝，犹可调之使复也，故曰其人可治。

太阳病二日，反躁，反熨其背，而大汗出，火热入

①【医理探微】

本条证属实热，与前条阴血不足所致虚热皆不可灸，其禁灸之根源在于热而非虚实，所以即或前条证属虚候，也禁用灸治。

②【注文浅释】

误用火法，变证百出，既有气热，亦有动血，即或出血仍有吐衄、便溺之异，当灵活对待。

③【注文浅释】

虚实之性当细辨之，不可拘于一端。

④【注文浅释】

剂，通齐。

胃,胃中水竭,躁烦,心发谵语,十余日,振栗,自下利者,此为欲解也。故其汗从腰以下不得汗,欲小便不得,反呕,欲失溲,足下恶风,大便硬,小便当数而反不数及不多,大便已,头卓然而痛,其人足心必热,谷气下流故也。

太阳病二日,不应发躁而反躁者,热气行于里也,是不可以火攻之,而反熨其背,汗出热入,胃干水竭,为躁烦,为谵语,势有所必至者。至十余日,火气渐衰,阴气复生,忽振栗自下利者,阳得阴而和也,故曰欲解[①]。因原其未得利时,其人从腰以下无汗,欲小便不得者,阳不下通于阴也。反呕者,阳邪上逆也。欲失溲,足下恶风者,阳上逆,足下无气也[②]。大便硬,津液不下行也。诸皆阳气上盛,升而不降之故。及乎津液入胃,大便得行,于是阳气暴降而头反痛,谷气得下而足心热,则其腰下有汗,小便得行可知。其不呕,不失溲,又可知矣。

火逆下之,因烧针烦躁者,桂枝甘草龙骨牡蛎汤主之。[③]

火逆复下,已误复误,又加烧针,火气内迫,心阳内伤,则生烦躁[④]。桂枝、甘草,以复心阳之气;牡蛎、龙骨,以安烦乱之神。此与下条参看更明。

桂枝甘草龙骨牡蛎汤方

桂枝　炙甘草_{各一两}　牡蛎　龙骨_{各二两}

上为末,以水五升,煮取二升半,去滓,温服八合,日三服。

伤寒脉浮,医以火迫劫之,亡阳,必惊狂,起卧不安者,桂枝去芍药加蜀漆牡蛎龙骨救逆汤主之。

① 【医理探微】
发生振栗,自下利,这不是病情恶化,而是转危向安的佳兆。这示人不可误认为病情加剧,因为振栗是正(阴)气来复驱邪,正邪剧争引起的反应,自下利则邪有去路,故知"此为欲解"。其振栗下利的机制与战汗一样,只是出路不同而已。

② 【医理探微】
正如尤氏所讲,"足下恶风"为"热壅于上,气不下行,而见下寒者,不可误认为火虚",无法下达才产生看似虚寒的症状,实则为阳气郁遏。

③ 【临证薪传】
烦躁、惊狂皆是精神症状,根据"心藏神"的脏象学说,应属于心病范围。临床上有些妄言妄见的精神病与神经症,凡是符合心阳虚而心神烦扰的病机,使用桂甘龙牡汤化裁,都有较好的序效。

④ 【医理探微】
误用火法,又施下法,致心阳虚衰,心神浮越而见烦躁。

阳者,心之阳,即神明也。亡阳者,火气通于心,神被火迫而不守。此与发汗亡阳者不同。发汗者,摇其精则厥逆,筋惕肉眴故当用四逆;被火者,动其神则惊狂,起卧不安,故当用龙、蛎。其去芍药者,盖欲以甘草急复心阳,而不须酸味更益营气也。与发汗后,其人叉手自冒心,心下悸,欲得按者,用桂枝甘草汤同意。蜀漆,即常山苗,味辛,能去胸中邪结气。此证火气内迫心包,故须之以逐邪而安正耳①。

桂枝去芍药加蜀漆牡蛎龙骨救逆汤方②

桂枝三两　　生姜三两,切　　蜀漆三两,洗云腥　　甘草二两,炙　　牡蛎五两,熬　　龙骨四两　　大枣十二枚,擘

上为末,以水一斗二升,先煮蜀漆减二升,纳诸药,煮取三升,去滓,温服一升。

烧针令其汗,针处被寒,核起而赤者,必发奔豚③,气从少腹上冲心者,灸其核上各一壮,与桂枝加桂汤。

烧针发其汗,针处被寒者,故寒虽从汗而出,新寒复从针孔而入也。核起而赤者,针处红肿如核,寒气所郁也。于是心气因汗而内虚,肾气乘寒而上逆,则发为奔豚,气从少腹上冲心也④。灸其核上,以杜再入之邪;与桂枝加桂,以泄上逆之气。

桂枝加桂汤方

于桂枝汤方内更加桂三两,共五两。余依前法。

①【医理探微】

尤氏此注欠当。用蜀漆之意在于蠲痰通心窍,仅以去胸中邪结气解释未至清晰。云本证火气内迫心包亦失允当。本证要点是心阳虚致痰生,阻塞心窍,心神出入心宅受阻,因致惊狂,与阳热内盛扰神不可同日而语。

②【临证薪传】

本条与上述桂甘龙牡汤证,二者皆是心阳损伤,前者程度较重,遂出现心神浮越的惊狂,卧起不安;后者程度较轻,仅出现心神烦扰的烦躁,因此,两证皆治以温通心阳,重镇安神。前者用桂枝去芍加蜀漆牡蛎龙骨救逆汤,实际是桂枝甘草龙骨牡蛎汤用量增大的加味方,加生姜大枣以调补脾胃,加蜀漆以劫痰开结;后者用桂枝甘草龙骨牡蛎汤,剂量很小。

③【注文浅释】

奔豚:证候名。以豚之奔,形容病人自觉有气从少腹上冲心胸,直至咽喉,发作欲死,须臾复止。

④【注文浅释】

从仲景言"必发奔豚",则烧针后的"针处被寒""核起而赤"似乎与"奔豚"之间关系密切,考后世医家大多将针处被寒的核起而赤与奔豚视作两证,很少从两者间相关去讨论者,值得深究。

太阳类病法第五

温病一条

太阳病，发热而渴，不恶寒者，为温病。①

此温病之的证也。温病者，冬春之月，温暖太甚，所谓非节之暖，人感之而即病者也。此正是伤寒对照处。伤寒变乃成热，故必传经而后渴；温邪不待传变，故在太阳而即渴也。伤寒阳为寒郁，故身发热而恶寒；温病阳为邪引，故发热而不恶寒也。然其脉浮，身热头痛，则与伤寒相似。所以谓之伤寒类病云。

风温一条

若发汗已，身灼热者，名曰风温。风温为病，脉阴阳俱浮，自汗出，身重多眠睡，鼻息必鼾，语言难出。若被下者，小便不利，直视失溲②；若被火③者，微发黄色，剧则如惊痫，时瘛疭④。若火熏之，一逆尚引日，再逆促命期。

此风温之脉证也，亦是伤寒反照处。伤寒寒邪伤在表，汗之则邪去而热已。风温，温与风得，汗之则风去而温胜，故身灼热也。且夫风温之病，风伤阳气，而温损阴气，故脉阴阳俱浮，不似伤寒之阴阳俱紧也。风泄津液，而温伤肺气，故自汗出身重，不同伤寒之无汗而体痛也。多眠睡者，热胜而神昏也。鼻息鼾，语言难出者，风温上壅，凑于肺也。是当以辛散风而凉胜温，乃不知而遽下之，则适以伤脏阴而陷邪气，脏阴伤，则小便难，目直视。邪气陷，则时复失溲也。被火，如温针灼艾之属。风温为阳邪，火为阳气，以阳遇阳，所谓两阳相熏灼，其身必发黄

注文浅释

① 【注文浅释】
温病：感受温热之邪所致的太阳病，是太阳病的一种证型，属广义伤寒的范畴。

② 【注文浅释】
失溲：溲，指大小便。失溲，即大小便失禁。

③ 【注文浅释】
被火：火，指灸、熏、熨、温针等治法。被火，指误用火法治疗。

④ 【注文浅释】
瘛疭：指四肢抽搐痉挛。瘛（chì），筋急挛缩。疭（zòng），筋缓纵伸。

也。然火微则熏于皮肤,而身发黄色;火剧则逼入心脏,而如发惊痫。且风从火出,而时时瘛疭,乃所以为逆也。若已被火而复以火熏之,是谓逆而再逆,一逆尚延时日,再逆则促命期,此医家之大罪也。仲景示人风温温病之大戒如此。

按伤寒序例云:从霜降以后至春分以前,凡有触冒霜露,体中寒即病者,谓之伤寒。至冬有非节之暖者,名曰冬温。冬温之毒,与伤寒大异。从立春节后,其中无暴大寒,又不冰雪,而有人壮热为病者,此属春时阳气发外,冬时伏寒变为温病。从春分以后至秋分节前,天有暴寒者,皆为时行寒疫①也。又曰:若更感异气,变为他病者,当依坏证病而治之。若脉阴阳俱盛,重感于寒者,变为温疟;阳脉浮滑,阴脉濡弱者,更遇于风,变为风温;阳脉洪数,阴脉实大者,更遇温热,变为温毒,温毒为病,最重也;阳脉濡弱,阴脉弦紧者,更遇温气,变为温疫②。夫所谓冬温寒疫者,皆非其时而有其气,即所谓天行时气也;所谓变为温病者,乃是冬时伏寒,发于春时阳气即春温也;所谓变为温疟者,本是温热之病,重感新寒,热为寒郁,故为

① 【医理探微】

陈亦人指出,《伤寒例》已基本具备后世温病学说的雏形。《伤寒例》提出了"时气病"的概念,认识到"时气病"有"四时正气为病"与"时行疫气为病"的不同,主张"皆当按斗历占之",十分重视气候变化与时病的关系……陈氏认为,四时正气一般并不致病,只有当调摄不慎,机体抵抗力降低时,才会触冒四时之气而病,这类病的病情大多轻浅,略加调治,即可痊愈。时行之气乃"非其时而有其气",如"春时应暖而反大寒,夏时应热而反大凉,秋时应凉而反大热,冬时应寒而反大温"。其临床特点是,"感时行之气而病,长幼之病,多相似者"。由于具有较强的传染性,故又名"时行疫气"……《伤寒例》对于时行疫气致病,仅举"冬温"与"寒疫"为例,并不是说只有此两种病。冬令的时行病,既有正气为病的"伤寒",又有非时之暖为病的"冬温",尽管都有发热症状,但病因截然相反,所以王叔和郑重指出"冬温之毒与伤寒大异",示人必须注意区别。冬温病势的轻重,

随季节时间的迟早而异;寒疫病情的轻重,亦与发病季节的先后有关。为什么发病季节时间的先后关系到病情的轻重?以"寒疫"为例,"三月四月或有暴寒,其时阳气尚弱,为寒所折,病热犹轻;五月六月,阳气已盛,为寒所折,病热则重;七月八月,阳气已衰,为寒所折,病热亦微"。由此不难看出,病热的轻重取决于阳气的盛衰……所以临床辨证,分析病机时应将季节气候联系起来考虑……寒疫的性质为寒,不管发热轻重,初起都是寒证而不是热

证。不过,寒疫发病的季节(春分节之后至秋分节之前),也是温、暑病的发病季节,寒疫的发热症状,也颇与温、暑病相似,但病因各别,治法迥异,如果不联系气候的正常、异常,就很难得出正确的判断……

② 【医理探微】

陈亦人指出,《伤寒例》创"重感异气变病"理论。所谓"重感",指感邪的复杂性;"异气",指病因的多样性。冬时感寒,是春夏病

的远因,重感异气,是春夏病的近因,病种差异的决定不是远因,而是近因,因此,重感异气,才是变病的主因。《伤寒例》中提出的"四变",变为"温疟""风温""温毒""温疫",现在看来,这几种病虽不一定属于重感异气,但就病因学与发病学来说,仍然有研讨价值。这种重感理论,颇似"新感引动伏邪",但又并不全同,重感发病的主因是"异气",新感引发的主因是"伏邪"。我们认为只能看作理论的发展,而不应该等同。

①【医理探微】

陈亦人指出，《伤寒例》论证了感邪有即病不即病之异，开温病学说"新感""伏邪"理论的先河。《伤寒例》提出"四时之气，皆能为病。但以伤寒为毒"，故举冬时感寒，即病者为伤寒。那么，春感温邪，夏感暑邪，秋感燥邪而病者，自然也应名为温病、暑病、燥病了。感邪随即发病，即后世所说的"新感"。冬日感寒没有及时发病，则"寒毒藏于肌肤，至春变为温病，至夏变为暑病"。《内经》虽有"冬伤于寒，春必病温"与"夫病伤寒而成温者，先夏至日为病温，后夏至日为病暑"，但都没有提到邪伏部位。唯《素问·疟论》有"此皆得之夏伤于暑，热气盛，藏于皮肤之内，肠胃之外"的论述，可能是"寒毒藏于肌肤"说的依据。因风寒之邪由体表侵袭，当时没有发病，从而推断可能藏于肌肤，这是推理的假设，不必拘泥。至于"变温""变暑"，无非表明病证性质已不同于伤寒，切莫误作寒治，从认识论的角度相衡，仍有一定意义。

伏寒变温、变暑与"时气病"的春温、夏暑如何区别？其根据仍是结合当时的气候变化。《伤寒例》第六条"从立春节后，其中无暴大寒，又不冰雪，而有壮热为病者，此属春时阳气，发于冬时伏寒，变为温病。"同时，观察到辛苦之人冬时多触冒风寒，以致春夏多温热病的客观事实，也是"伏寒变温"的佐证。所谓"寒毒藏于肌肤"，固然是后世"伏邪"论的理论基础，但是它只表明寒邪内藏，并无临床的特殊意义，与后世温病学中所说的"邪伏少阴"、"邪伏募原"等具有独特证型的病机概念，作为确定治法、选用方药的依据，存在着本质差异。

疟也；所谓变为风温者，前风未绝，而后风继之，以阳遇阳，相得益炽也；所谓变为温毒者，前热未已，而又感温热，表里皆热，蕴隆为患，故谓毒也；所谓变为温疫者，本有温病，而又感厉气，故为温疫也①。夫治病者，必先识病；欲识病者，必先正名。名正而后证可辨，法可施矣。惜乎方法并未专详，然以意求之，无不可得，在人之致力何如耳！

痉病七条

太阳病，发热无汗，反恶寒者，名曰刚痉。

太阳病，发热汗出，不恶寒者，名曰柔痉。

此分痉病刚柔之异。以无汗恶寒者，为阴为刚。有汗不恶寒者，为阳为柔。阴性劲切，而阳性舒散也。然必兼有头动面赤，口噤，背反张，颈项强等证。仲景不言者，以痉字该之也。不然何异太阳中风、伤寒证，而谓之痉证耶？《活人》亦云：痉证发热恶寒与伤寒相似，但其脉沉迟弦细，而项背反张为异耳。

太阳病，发热，脉沉而细者，名曰痉，为难治。

太阳脉本浮，今反沉者，风得湿而伏②也。痉脉本紧弦，今反细者，真气适不足也。攻则正不能任，补则邪不得去，此痉病之难治者也。

太阳病，发汗太多，因致痉。

痉病有太阳风寒不解，重感寒湿而成者；亦有亡血竭气损伤阴阳，筋脉不荣而变成痉者。病在太阳，发汗太多，因致成痉，知其为液脱筋急之痉，而非风淫湿郁之痉

②【注文浅释】

沉细兼见，未必有邪，正虚失养亦可见。

矣①。经云：气主煦之，血主濡之。又云：阳气者，精则养神，柔则养筋。阴阳既衰，筋脉失其濡养，而强直不柔也。此痉病标本虚实之辨也。

病者，身热足寒，颈项强急，恶寒，时头热，面赤，目赤，独头动摇，卒口噤，背反张者，痉病也。

痉病不离乎表，故身热恶寒。痉为风强病，而筋脉受之，故口噤，头项强，背反张，脉强宜。经云：诸暴强直，皆属于风也。头热足寒，面目赤，头动摇者，风为阳邪，其气上行而又主动也。

按：以上五条，王叔和本编入痉湿暍篇中，在三百九十七法之外。兹特录之，所以广类病之法也。以下二条，系太阳原文，而实为痉病，故移置此篇，以资辨证，非好为变乱前文也。学者辨诸。

太阳病，项背强几几②，反汗出恶风者，桂枝加葛根汤主之。

太阳病，项背强几几，无汗恶风，葛根汤主之。

二条本是痉证，而有表虚表实之分。表实者无汗，表虚者汗反自出，即所谓刚痉柔痉也。然痉，筋病也，亦风病也。故虽有刚柔之异，而其项背强几几、恶风，则一也。几几、项强连背，不能展顾之貌。桂枝加葛根汤，如太阳桂枝汤例；葛根汤，如太阳麻黄汤例③。而并加葛根者，以项背几几，筋骨肌肉并痹而不用，故加葛根以疏肌肉之邪，且并须桂、芍、姜、枣，以通营卫之气。

桂枝加葛根汤方

葛根四两　桂枝二两,去皮　芍药二两　甘草二两

生姜三两,切　大枣十二枚

①【医理探微】

这是痉病形成的两种情况，虽然这些有太阳病有关，但痉病不等同于太阳病。阳明病热盛伤津，也会出现经脉拘急等痉证。由此看出，太阳病只是其形成的其中一种途径。

②【注文浅释】

项背强几几：几几(jīnjǐn)，有拘紧、不柔和之意。项背强几几，形容项背拘紧不适，转动俯仰不利之状。

注："几"亦有念(shū)。

③【医理探微】

葛根汤证与桂枝加葛根汤证相比较，同中有异，所同者是都兼见项背强几几，不同处在于太阳伤寒与太阳中风之异，汗出与否为其鉴别要点。

上六味,以水一斗,先煮葛根减二升,去上沫,纳诸药,煮取三升,去滓,温服一升。覆取微似汗,不须啜粥。余如桂枝汤法。

原方有麻黄三两。成氏云:麻黄主表实。后葛根汤证云:太阳病,项背强几几,无汗恶风,葛根汤主之。药性正此方同。其无汗者,当用麻黄,今自汗出,恐不加麻黄,但加葛根也。葛根汤,方见正治法下。

湿病五条

太阳病,关节疼痛而烦,脉沉而细者,此名湿痹。其候小便不利,大便反快,但当利其小便。

湿为六淫之一,故其感人,亦如风寒之先在太阳。但风寒伤于肌腠,而湿则流入关节。风脉浮,寒脉紧,而湿脉则沉而细。湿性濡滞而气重着,故名湿痹。痹者,闭也。然中风者,必先有内风,而后召外风;中湿者,亦必先有内湿,而后感外湿。由其人平日土德不及,而湿动于中,由是气化不速,而湿侵于外,外内合邪,为关节疼痛,为小便不利,大便反快[①]。治之者,必先逐内湿,而后可以除外湿,故当利其小便。东垣亦云:治湿不利小便,非其治也。

湿家之为病,一身尽疼,发热,身色如熏黄。

湿外盛者,其阳必内郁。湿外盛为身疼,阳内郁则发热。热与湿合,交蒸互郁,则身色如熏黄。熏黄者,如烟之熏,色黄而晦,湿气沉滞故也。若热黄则黄而明,所谓身黄如橘子色也[②]。

湿家,其人但头汗出,背强,欲得被覆向火,若下之早则哕,或胸满,小便不利,舌上如苔者,以丹田有热,胸上有寒,渴欲得水,而不能饮,则口燥烦也[③]。

---

① 【注文浅释】
内外合邪观点,对进一步正确认识中医发病学颇具意义,也为相关病证治疗提供依据。

---

② 【医理探微】
黄如烟熏与黄色鲜明如橘色的形成并非湿与热的区分,正如文中所言,两者应该都可见诸既有湿又有热的情形,更非湿与热孰轻孰重的问题。黄如烟熏是正气已现不足,黄色鲜明是正气充盛之象。

---

③ 【医理探微】
此证至为复杂,既有在上之寒湿,复有在下之热,口燥渴反不能饮,其苔亦非湿一端,更有燥聚如苔之状,是与湿聚之苔有别,临床当细辨之;否则,贸然治之必生变证。

寒湿居表，阳气不得外通，而但上越，为头汗出，为背强。欲得被覆向火，是宜用湿药以通阳，不可与攻法以逐湿。乃反下之，则阳更被抑而哕乃作矣①。或上焦之阳不布，而胸中满，或下焦之阳不化，而小便不利，随其所伤之处而为病也。舌上如苔者，本非胃热，而舌上津液，燥聚如苔之状，实非苔也。盖下后阳气反陷于下，而寒湿仍聚于上，于是丹田有热，而渴欲得水，胸上有寒，而复不能饮。则口舌燥烦，而津液乃聚耳。

湿家下之，额上汗出，微喘，小便利者，死；若下利不止者，亦死。

湿病在表者，宜汗；在里者，宜利小便。苟非湿热蕴积成实，未可遽用下法。额汗出，微喘，阳已离而上行；小便利，下利不止，阴复决而下走。阴阳离决，故死。一作小便不利者，死。谓阳上浮而阴不下济也，亦通②。

湿家病，身疼痛，发热，面黄而喘，头痛，鼻塞而烦，其脉大，自能饮食，腹中和无病，病在头中寒湿，故鼻塞，纳药鼻中则愈。③

寒湿在上，则清阳不布，身疼、头痛、鼻塞者，湿上盛也；发热、面黄、烦喘者，阳被郁也；而脉大，则非沉细之比；腹和无病，则非小便不利，大便反快之比，是其病不在腹中而在头。疗之者，宜但治其头而无犯其腹。纳药鼻中，如瓜蒂散之属，使黄水出，则寒湿去而愈。不必服药，以伤其中也。

风湿四条

病者，一身尽疼，发热，日晡所剧者，此名风湿。此病伤于汗出当风，或久伤取冷所致也。

①【注文浅释】
感湿本属土德不及，奈何攻下更伤土气，势必因下而胃气衰惫矣，因作哕。

②【注文浅释】
看似矛盾的两种现象，大家们的诠释如此精辟，这才是真正的中医思维。

③【注文浅释】
针对湿性重浊趋下、易伤犯脾胃中土而言，此又是另一番境地，值得了解！看来知常还需达变，方得个中全景。

一身尽疼，发热者，湿也；日晡所剧者，风也。盖湿无来去，而风有休作，故疼痛发热，每至日晡则剧也。成氏曰：若汗出当风而得之者，则先客湿而后感风；若久伤取冷所致者，则先感风而后客湿①。风与湿合，故曰此名风湿。

问曰：风湿相搏②，一身尽疼痛，法当汗出而解，值天阴雨不止，医云此可发汗，汗之病不愈者，何也？答曰：发其汗，汗大出者，但风气去，湿气在，是故不愈也。若治风湿者，发其汗，但微微似欲汗出者，风湿俱去也。

风湿虽并为六淫之一，然风无形而湿有形，风气迅而湿气滞。值此雨淫湿胜之时，自有风易却而湿难驱之势，而又发之速而驱之过，宜其风去而湿不与俱去也。故欲湿之去者，但使阳气内蒸而不骤泄，肌肉关节之间充满流行，而湿邪自无地可容矣。此发其汗，但微微似欲汗出之旨欤。

以上七条，亦从王叔和痉湿暍篇中录出，非太阳原文也。

伤寒八九日，风湿相搏，身体疼烦，不能自转侧，不呕不渴，脉浮虚而涩者，桂枝附子汤主之。若其人大便硬，小便自利者，去桂枝加白术汤主之。③

伤寒至八九日之久，而身痛不除，至不能转侧，知不独寒淫为患，乃风与湿相合而成疾也。不呕不渴，里热也。脉服虚而涩，风湿外持，而卫阳不振也。故于桂枝汤去芍药之酸寒，加附子之辛温，以振阳气而敌阴邪。若大便坚，小便自利，知其人在表之阳虽弱，而在里之气自治，则皮中之湿，所当驱之于里，使从水道而出，不必更出之表④，以危久弱之阳矣。故于前方，去桂枝之辛散，加白术之苦燥，合附子之大力健行者，以并走皮中，而逐水气，此

① 【注文浅释】
此说欠妥。仲景言汗出当风与久伤取冷是生湿之两途，并非风、湿伤人有先后之次第。

② 【注文浅释】
多位医家认为当为"抟"，是传抄之误，为相合之意。

③ 【注文浅释】
桂枝附子汤、桂枝附子汤去桂加白术汤、甘草附子汤俗称风湿三方，为后世治疗风湿痹痛的基础方。

④ 【医理探微】
大便坚(硬)，小便自利，尤氏认为系在里之气自治，将病位确定在皮中(肌肉)，是肌肉为湿浸淫，故用白术配附子，能驱湿自水道而出。深究之，本条"若其人大便硬，小便自利者"承接在用桂枝附子汤后，可以想见，用桂枝附子汤前可能是大便不硬，小便不利的，用后为何产生如此转变？应是尤氏所谓"里之气自治"之象，虽如此，肌肉之湿未净，仍当尽而祛之，祛之之法，当在"脾主肌肉""脾主运化水湿"理论指导下进行，故加白术以健脾祛肌肉之湿；为何去桂，恐其辛散太过直走体表，反不利药入肌肉祛邪，况大便已坚，再用桂枝，温燥易加重便燥而有便秘之虞。值得注意的是，本处附、术针对的是皮中肌肉之湿，应用过程中当中病即止，否则仍有肠燥便秘之变，不可不知！

避虚就实之法也。

桂枝附子汤方①

桂枝四两,去皮 　生姜二两,切 　大枣十二枚,擘

甘草二两,炙 　附子三枚,炮,去皮,破八片

上五味,以水六升,煮取二升,去滓,分温三服。

风湿相搏,骨节烦疼掣痛,不得屈伸,近之则痛剧,汗出短气,小便不利,恶风不欲去衣,或身微肿者,甘草附子汤主之。

此亦湿胜阳微之证。其治亦不出助阳驱湿,如上条之法也。盖风湿在表,本当从汗而解,而汗出表虚者,不宜重发其汗。恶风不欲去衣,卫虚阳弱之征,故以桂枝、附子助阳气,白术、甘草崇土气。云:得微汗则解者,非正发汗也,阳胜而阴自解耳。②

甘草附子汤方

甘草二两,炙 　附子二枚,炮去皮,破 　白术二两 　桂枝四两,去皮

上四味,以水六升,煮取三升,去滓,温服一升,日三服。初服得微汗而解。能食,汗出复烦者,服五合。多者,宜服六七合为妙。

暍病三条

太阳中暍者,发热恶寒,身重而疼痛,其脉弦细而迟,小便已,洒洒然毛耸,手足逆冷,小有劳,身即热,口开,前板齿燥,若发其汗,则恶寒甚;加温针,则发热甚;数下之,则淋甚。

① 【注文浅释】

本方亦是桂枝去芍药加附子,但与桂枝去芍药加附子汤迥异,方中不只重用桂枝,附子更是用至三枚,以增强其祛风湿、止痹痛之力。

② 【医理探微】

本条与上条相较,其病位不只深入骨节,且内至脏腑,因致短气、小便不利、身微肿等。其治疗之法,因肾主骨,当以温肾为先,佐以运脾祛湿,故以甘草附子温补肾中阳气,白术、桂枝运脾利湿。从仲景方名亦可窥见立方论治核心,与前方相较,桂枝用量未减,附子减至二枚,却以甘草附子汤名之,足见复方立意已变,前证在内之脏气未至虚馁,可径用表散驱邪,药力作用趋外,本证之治弃用姜、枣,减用附子,以甘草为主药,已重在建立虚馁之脏气,药力作用趋里,与前证相校,扶正、祛邪重心各异,两者判若霄壤。

中暍，即中暑。暑亦六淫，太阳受之，则为寒热也。然暑，阳邪也，乃其证反身重疼痛，脉反弦细而迟者，虽名中暍，而实兼湿邪①也。小便已，洒洒毛耸者，太阳主表，内合膀胱，便已而气馁也②。手足逆冷者，阳内聚而不外达，故小有劳，即气出而身热也。口开，前板齿燥者，热盛于内，而气淫于外也。盖暑虽阳邪，而气恒与湿相合，阳求阴之义也。暑因湿入，而暑反居湿之中，阴包阳之象也。治之者，一如分解风湿之法，辛以散湿，寒以清暑可矣。若发汗则徒伤其表，温针则更益其热，下之则热且内陷，变证随出。皆非正治暑湿之法也。

太阳中热者，暍是也，汗出恶寒身热而渴也。

中热，亦即中暑。暍，即暑之气也。恶寒者，热气入则皮肤缓，腠理开，开则洒洒然寒，与伤寒恶寒者不同。汗出发热而渴，知其表里热炽，胃阴待涸，求救于水，乃中暑而无湿者之证也。

太阳中暍，身热疼重，而脉微弱，此以夏月伤冷水，水行皮中所致也。

暑之中人也，阴虚而多火者，暑即寓于火之中，为汗出而烦渴；阳虚而多湿者，暑即伏于湿之内，为身热而疼重③。故暑病恒以湿为病。而治湿即所以治暑，故《金匮》以一物瓜蒂，去身面四肢之水，水去而暑无所依，将不治而自解。此中暑兼湿之证也。

霍乱十一条

问曰：病有霍乱者何？答曰：呕吐而利，名曰霍乱。

此设为问答，以明霍乱之病。谓邪在上者，多吐；邪在下者，多利；邪在中焦，上逆为呕吐，复下注而利者，则为霍乱。霍乱，挥霍撩乱，成于顷刻，变动不安。而其发热恶寒,亦与阳明相类也。

问曰:病发热头痛,身疼恶寒,吐利者,此属何病? 答曰:此名霍乱。自吐下,又利止,复更发热也。

此即上条之意而详言之。盖霍乱之病,本自外来,以其人中气不足,邪得乘虚入里,伤于脾胃而作吐利。所以有发热头痛,身疼恶寒之证,或邪气直侵脾胃,先自吐下,迨利止里和,则邪气复还之表,而为发热。今人吐利之后,往往发热烦渴者是也。

伤寒,脉微而涩者,本是霍乱,今是伤寒,却四五日,至阴经上转入阴必利;本呕下利者,不可治也;欲似大便而反矢气仍不利者,属阳明也,便必硬,十三日愈。所以然者,经尽故也。

脉微为少气,涩为无血。伤寒脉不应微涩,而反微涩者,以其为霍乱吐下之后也。本是霍乱,今是伤寒者[①],吐不止而复更发热,如上条所云也。热则邪还于表,常从阳而解矣。乃四五日,至阴经上,转入阴必利者,邪气不从阳而解,而复入阴为利也。夫霍乱之时,既呕且利,里气已伤,今邪转入里而复作利,则里气再伤,故不可治。若欲大便而反矢气,仍不利者,胃气复而成实,邪气衰而欲退也,故可期之十三日愈。所以然者,十二日经气再周,大邪自解,更过一日,病必愈耳。

下利后,当便硬,硬则能食者,愈。今反不能食,到后经中颇能食,复过一经能食,过之一日当愈。不愈者,不属阳明也[②]。

下利后便硬者,病从太阴而转属阳明也。阳明病,能食者为胃和,不能食者为胃未和。是以下利后,便硬而能食者,愈。或始先不能食,继复转而能食者,过于前一日亦愈。其不愈者,则病不属阳明,虽能食,不得为胃和,故

① 【注文浅释】

霍乱又称类伤寒,是因两者表现极为相似。医者除应仔细区分两者不同外,更应知晓两者有次第出现的可能,盖因霍乱后正气不足,更易复感风寒而成伤寒,此时的伤寒不仅证情更加复杂,其演变亦与单纯伤寒迥异,仲景以此条例示这一复杂情形的辨别要点。

② 【注文浅释】

下利种类多多,有属阳明者,亦有他经为病者,需作分辨,不可拘执一端。

病不愈也。

恶寒脉微而利,利止亡血也,四逆加人参汤主之。

恶寒脉紧者,寒邪在外也;恶寒脉微者,阳虚而阴胜也。则其利为阴寒而非阳热,其止亦非邪尽而为亡血矣。故当与四逆以温里,加人参以补虚益血也。按此条本非霍乱证,仲景以为霍乱之后多有里虚不足而当温养者,故特隶于此钦。

四逆加人参汤方

于四逆汤方内加人参一两。余依四逆汤法服。

霍乱,头痛发热,身疼痛,热多欲水者,五苓散主之;寒多不用水者,理中丸主之。

霍乱该吐下而言。头痛发热,身疼痛,则霍乱之表证也,而有热多寒多之分,以中焦为阴阳之交,故或从阳而多热,或从阴而多寒也。热多则渴欲饮水,故与五苓散,去水而泄热;寒多则不能胜水而不欲饮,故与理中丸,燠土以胜水①。

理中丸方

人参三两　甘草三两　白术三两　干姜三两

上四味,捣筛为末,蜜和丸,如鸡黄大,以沸汤数合,和一丸,碎研温服之。日三夜二服。腹中未热②,盖至三四丸,然不及汤。汤法:以四物依两数切,用水八升,煮取三升,去滓。温服一升,日三服。

加减法:

若脐上筑者,肾气动也,去术加桂四两。

脐上筑者,脐上筑筑然跳动,肾气上而之脾也。脾方受气,术之甘能壅脾气,故去之;桂之辛能下肾气,故加之。

吐多者,去术加生姜三两。

吐多者,气方上壅,甘能壅气,故去术;辛能散气,故加生姜。

下多者,还用术。悸者,加茯苓二两。

下多者,脾气不守,故须术以固之;悸者,肾水上逆,故加茯苓以导之。

渴欲得水者,加术足前成四两半。

渴欲得水者,津液不足,白术之甘,足以生之。[①]

腹中痛者,加人参足前成四两半。

腹中痛者,里虚不足,人参之甘,足以补之。

寒者,加干姜足前成四两半。

寒者,腹中气寒也,干姜之辛,足以温之。

腹满者,去术,加附子一枚。服汤后,如食顷,饮热粥一升许,微自温,勿发揭衣被。

腹满者,气滞不行也,气得甘则壅,得辛则行,故去术加附子。

吐利止,而身痛不休者,当消息和解其外,宜桂枝汤小和之。

吐利止,里已和也[②];身痛不休者,表未解也。故须桂枝和解其外,所谓表病里和,汗之则愈也。曰消息[③],曰小和之者,以吐利之余里气已伤,故必消息其可汗而后汗之,亦不可大汗,而可小和之也。

吐利汗出,发热恶寒,四肢拘急,手足厥逆者,四逆汤主之。

此阳虚霍乱之候。发热恶寒者,身虽热而恶寒。身

①【临证薪传】

一般以为白术性味温燥,故能健脾燥湿以止泄泻,本处渴欲得水反重用白术,联系前文风湿"大便硬,小便自利"加术来看,白术更具运脾生津之能。盖脾虚则运化不力,津液不生,不只渴欲饮水,更见肠燥便秘,其症结在脾运不健,白术恰为对症之药,要之,应与热盛及津伤所致之燥渴与便秘相区别!

②【注文浅释】

吐利止而身痛不休是否为里已和,仍当细辨,亦有吐利止属吐利至极无物可吐下者。

③ 消息:斟酌之意。

① 【临证薪传】

本证吐利而兼见汗出，发热恶寒等症，究其属性可有两解，一是阳虚兼表，故汗出、发热恶寒是表不和，证属里虚为急，用四逆汤是先治其里；一是如尤氏所言身热已是阳格于外，果如是，则与兼表不可同日而语，四逆汤亦恐药力不济，而宜用通脉四逆，至少用四逆人参汤。两者区别，若发热恶寒得衣被不减是兼表证，得衣被能减是格阳证，正所谓"病人身大热反欲得近衣者"。

② 【注文浅释】

既是内寒外热，四逆汤已恐不逮，通脉四逆更当。

③ 【临证薪传】

通脉四逆加猪胆汁汤不只干姜加倍，附子亦用大者一枚，用猪胆汁似与白通加猪胆汁相似，然用意不同，此处盖以苦咸寒之血肉有情之品滋填"吐下已断"的亡阴，而非防阴阳之格拒。

④ 【医理探微】

烦之缘由，仲景细辨数端，或因邪扰，或因正气不足，或因谷气内停，不可偏执一端，当时刻牢记心中。

热为阳格之假象①，恶寒为虚冷之真谛也。四肢拘急，手足厥逆者，阳气衰少，不柔于筋，不温于四末也，故宜四逆汤，助阳气而驱阴气。

既吐且利，小便复利，而大汗出，下利清谷，内寒外热，脉微欲绝者，四逆汤主之。

此亦虚冷霍乱之候。四肢拘急，手足厥冷，虚冷之著于外者也；下利清谷，脉微欲绝，虚冷之著于里者也。而其为霍乱则一。故吐利汗出，内寒外热②，与上条同。而其用四逆驱内胜之阴，复外散之阳，亦无不同也。

吐下已断，汗出而厥，四肢拘急，脉微欲绝者，通脉四逆加猪胆汁汤主之。

吐下已止，阳气当复，阴邪当解。乃汗出而厥，四肢拘急，而又脉微欲绝，则阴无退散之期，阳有散亡之象，于法为较危矣。故于四逆加干姜一倍，以救欲绝之阳，而又虑温热之过，反为阴气所拒而不入，故加猪胆汁之苦寒，以为向导之用③。《内经》盛者从之之意也。

四逆加猪胆汁汤方

于四逆汤方内加入猪胆汁半合，余依前法服。如无猪胆，以羊胆代之。

吐利发汗，脉平，小烦者，以新虚不胜谷气故也。

吐利之后，发汗已而脉平者，为邪已解也。邪解则不当烦而小烦④者，此非邪气所致，以吐下后，胃气新虚，不能消谷，谷盛气衰，故令小烦。是当和养胃气，而不可更攻邪气者也。

饮证一条

病如桂枝证，头不痛，项不强，寸脉微浮，胸中痞硬气上冲咽喉不得息^①者，此为胸有寒也，当吐之，宜瓜蒂散。

此痰饮类伤寒证。寒，为寒饮，非寒邪也。《活人》云：痰饮之为病，能令人憎寒发热，状类伤寒，但头不痛，项不强为异。正此之谓。脉浮者，病在膈间，而非客邪，故不盛而微也。胸有寒饮，足以阻清阳而碍肺气，故胸中痞硬，气上冲咽喉，不得息也^②。《经》曰：其高者因而越之。《千金》云：气浮上部，顿塞心胸，胸中满者，吐之则愈。瓜蒂散，能吐胸中与邪相结之饮也。

瓜蒂散方^③

瓜蒂_{熬黄}　赤小豆_{各一分，即粮食中养眼紧细之赤豆是也}

上二味，各别捣筛为散，合治之，取一钱匕，以香豉一合，用热汤七合，煮作稀糜，去滓，取汁，和散。温顿服之。不吐者，少少加，得快吐乃止。诸亡血、虚家，不可与之。

①【注文浅释】

不得息：一呼一吸谓之息。不得息，即呼吸不利。

②【医理探微】

此为痞证范畴。一般有气逆兼不得息症状，病或为气机逆乱，或为痰饮为患，或为肾元气虚甚。此为痰饮与宿食相结于胸膈上焦，壅遏清阳输布。

③【医理探微】

瓜蒂散由瓜蒂、赤小豆、豆豉三味药组成。方中瓜蒂味极苦，性升催吐，善涌吐胸膈痰涎宿食，为君药。赤小豆味酸，善于祛湿利水，为臣药；二者配伍，酸苦涌泄，催吐之力倍增。豆豉轻清宣泄，载药上行，为佐使之用。三药相合，共奏涌吐痰食之功。

本方涌吐之力甚猛，且瓜蒂有毒，临床必须注意使用方法：其一，瓜蒂、赤小豆各取等份，分别研为细末，混合均匀，每次仅取1～2克，用豆豉10克煎汤冲服。其二，从小量开始，根据病情逐渐增加药量，但应中病即止，切勿服用过量。其三，若服药后不吐者，可用洁净鹅毛或手指探喉以助其涌吐。其四，本方只宜用于邪实而正不虚者，年老体弱、孕妇产后、咯血、吐血等气血亏虚之人皆当禁之。

清　饲鹤山人尤怡在泾注
鄞县曹赤电炳章圈点

卷三　阳明

辨列阳明条例大意

太阳病，从外入，是以经病多于腑病。若阳明，则腑病多于经病，以经邪不能久留，而腑邪常聚而不行也。故仲师以胃家实为阳明正病。本篇先列腑病于前，次列经病于后，遵先圣之法也。而经病有传经自受之不同，腑病有宜下宜清宜温之各异①。详见各条，要皆不出为正治之法也。此为上篇，凡四十九条。其次则为明辨法。盖阳明以胃实为病之正，以攻下为法之的，而其间有经腑相连，虚实交错，或可下，或不可下，或可下而尚未可下，及不可大下之时。故有脉实、潮热、转矢气、小便少等辨，及外导、润下等法。又其次为杂治法。谓病变发黄，蓄血诸

①【注文浅释】

尤氏注疏提出阳明经府之说，但后世医家及当今教材对此已不再提及。今人研习这些古著时当与时俱进，批判性继承。

陈亦人指出，《伤寒论》阳明病篇并没有经府证名称，乃是由注家逐渐引申附会而形成经、府证的概念。在明代方有执著《伤寒论条辨》的时候，还没有阳明经证之名，他在阳明病篇原文之前指出"阳明者，胃经也。其法不以经病为例，而例以胃家实为正"。清代喻嘉言始提出阳明病有经、府的区分，他在《尚论篇》中说："然其邪复有在经在府之不同，在经者与太少为邻，仍是传经之邪；在府者则入胃而不传经。"又说："凡属阳明之证，病已入胃府，故下之而愈；其有胃不实而下证不具者，病仍在经。"又说："在经之邪不解，必随经而传少阳。"可见喻氏经府并提，乃就病势传变与否而言，还不是阳明经证，所以更没有涉及治法。明确提出了阳明经治法的注家是刘廷实，他说："阳明一经，有经府之分，在经者可汗，如尺寸俱长，身热目痛鼻干

不得卧是也。"由此许多注家皆宗刘说主张用葛根汤治疗阳明经证。然而《伤寒论》阳明病篇内容，并无目痛鼻干不得卧，显然是引自《内经·热论》与王叔和的《伤寒例》，但目痛鼻干不得卧的性质属热，怎么能用辛温发汗的葛根汤？未免张冠李戴。刘氏主张尽管有误，但与阳明经络毕竟还有联系，至于以白虎汤主治阳明

经证，简直与阳明经络毫无关涉，全由附会而来，如秦皇士在《伤寒大白》中说："若邪热入于阳明之经，汗出而渴，脉洪而数，白虎汤清之。"这样一个不符实际的错误概念，偏得到许多人的附和，长期得不到纠正，实为遗憾……1983年全国中医高校新订的《伤寒论》教学大纲，阳明病不再划分经府，只分热证实证，意取无形之热与有形之实。

候,非复阳明胃实,及经邪留滞之时所可比例。或散或下,所当各随其证,而异其治者也。此为下篇,凡三十三条。

阳明正治法第一

阳明腑病证十二条

阳明之为病,胃家实^①也。

胃者汇也,水谷之海,为阳明之腑也。胃家实者,邪热入胃,与糟粕相结而成,实非胃气自盛也。凡伤寒腹满便闭、潮热、转矢气、手足濈濈汗出等证,皆是阳明胃实之证也。

问曰:病有太阳阳明,有正阳阳明,有少阳阳明^②,何谓也?答曰:太阳阳明者,脾约是也;正阳阳明者,胃家实是也;少阳阳明者,发汗、利小便已,胃中燥、烦实,大便难是也。

太阳阳明者,病在太阳,而兼阳明内实,以其人胃阳素盛,脾阴不布,屎小而硬,病成脾约,于是太阳方受邪

①【注文浅释】

"胃家"泛指胃肠,《灵枢·本输》曰:"大肠、小肠皆属于胃"。"实"指邪气盛实,《素问·通评虚实论》曰:"邪气盛则实,精气夺则虚。""胃家实"是对阳明病热证、实证病理机制的高度概括,故后世医家将此条称为阳明病提纲。

尤氏联系大柴胡汤以治少阳阳明,看似的当,恰是未明仲景奥旨。仲景此处仅言阳明病形成之异途,不是两经合、并病之谓,故少阳阳明不是少阳阳明同病,而是阳明病由少阳转化而来,治疗当然应辨阳明特征。

陈亦人指出,对于"胃家实"提纲问题,有的专主胃,有的专指

大肠,有的专主有形实邪,都有一定理由,但都不够全面。"胃家实"应包括胃与大肠两腑的邪实在内,什么叫'实'?不能理解为只有肠中燥屎阻结才能称为实,"邪气盛则实",胃热炽盛亦是实,所以无论胃热、肠实均属于胃家实。然而《伤寒论》原文没有大肠燥实,只提到"胃中有燥屎""胃中有燥屎五六枚也",所谓"胃中",也都是部位概念,不是专指胃,这里是指大肠中有燥屎,王好古与李东垣对此曾作过专门讨论:

《经》言胃中有燥屎五六枚何如?答曰:夫胃为受纳之司,大肠为传导之府,燥屎岂在胃中哉!……以是知在大肠,不在胃中明矣。"又"广肠者地道也,地道不通,土壅塞也,则火逆上行至胃,名曰胃实……言胃中有燥屎五六枚者,非在胃中也,通言阳明也。言胃是连及大肠言……若胃中实有燥屎,则小肠乃传导之府,非受盛之府也。"(《此事难知》)徐灵胎也曾分析指出:"按燥屎当在肠中,今云胃中何也?盖邪气结

成糟粕,未下则在胃中,欲下则在肠中也,已结者即谓之燥屎,言胃则肠已该矣。"(《伤寒论类方》)

②【注文浅释】

阳明病以燥热实证为特征,本条从三阳发病及传变特点出发,提出三种成因,有从太阳发展而来,有从少阳传变,也有阳明本身受邪化燥成实的。

气，而阳明已成内实也。正阳阳明者，邪热入胃，糟粕内结，为阳明自病。《活人》所谓病人本谷盛，气实是也。少阳阳明者，病从少阳而转属阳明。得之发汗、利小便，津液去而胃燥实。如本论所谓：伤寒十余日，热结在里，复往来寒热者，与大柴胡汤是也。此因阳明之病，有是三者之异，故设为问答以明之，而其为胃家实则一也。

问曰：阳明病，外证云何？答曰：身热，汗自出，不恶寒，反恶热也。

问曰：病有得之一日，不发热而恶寒者①，何也？答曰：虽得之一日，恶寒将自罢，即自汗出而恶热也。

问曰：恶寒何故自罢？答曰：阳明居中土也，万物所归，无所复传，始虽恶寒，二日自止，此为阳明病也。

经邪未变，故恶寒，入腑则变热而不寒。经邪不能聚，故传入腑，则聚而不传。曰万物所归者，谓邪气离经入腑，聚而不行，如万物之归于土也。是以恶寒为伤寒在表之证，恶热为阳明入腑之证，始虽恶寒，不久即止，岂若太阳始终有寒者哉！此三条，并论阳明受病之证也②。

问曰：何缘得阳明病？答曰：太阳病发汗，若下、若利小便，此亡津液，胃中干燥，因转属阳明。不更衣③，内实，大便难者，此名阳明也。

胃者，津液之腑也。汗、下、利小便，津液外亡，胃中干燥。此时寒邪已变为热。热，犹火也，火必就燥，所以邪气转属阳明也。而太阳转属阳明，其端有二：太阳初得病时，发其汗，汗先出不彻，因转属阳明者，为邪气未尽，而传其病在经；此太阳病，若汗、若下、若利小便，亡津液，胃中干燥，因转属阳明者，为邪气变热而传，其病在腑也。此阳明受病之因也。

---

①【医理探微】

阳明初起的恶寒为时短暂，且症状轻微，随后即转为自汗出而恶热，这与太阳病之恶寒发热并见且恶寒明显、持续较久不难鉴别。

---

②【医理探微】

尤氏之注多处自相矛盾。受经腑说左右，认为恶寒是经邪未变，试问"经邪"之"经"为太阳经还是阳明经？从尤氏注文"是以恶寒为伤寒在表之证"来看，应是在太阳，可是，此条仲景明明是讨论阳明病的，因该条紧承上条"病得之一日"之后，这个"病得之一日"的"病"显然非太阳病。因此，这个恶寒不应是太阳病的恶寒，而是阳明病初起特有的表现。究其形成之因，是邪初入阳明，阳明经气为邪所遏所致，其特点是时间短暂，不需治疗瞬即自行消失。

---

③【注文浅释】

不更衣：不解大便的婉辞。

伤寒四五日，脉沉而喘满，沉为在里，而反发其汗，津液越出，大便为难，表虚①里实，久则谵语。

脉沉，病在里也。喘满，因满而为喘，病之实也。伤寒四五日，病在里而成实，法当攻里而反发其汗，津液外亡，肠胃内燥，大便为难，所必然矣。表虚里实，亦即表和里病之意。久则谵语者，热气乘虚，必归阳明而成胃实也。

脉阳微而汗出少者，为自和也；汗出多者，为太过。阳脉实，因发其汗出多者，亦为太过②。太过为阳绝于里，亡津液，大便因硬也。

脉阳微者，诸阳脉微，即正之虚也。故汗出少者，邪适去而正不伤，为自和；汗出多者，邪虽却而正亦衰，为太过也。阳脉实者，邪之实也。然发其汗出多者，亦为太过，为其津亡于外，而阳绝于里也。夫阳为津液之源，津液为阳之根，汗出过多，津液竭矣，阳气虽存，根本则离，故曰阳绝。阳绝津亡，大便焉得不硬耶！

脉浮而芤，浮为阳，芤为阴，浮芤相搏，胃气生热，其阳则绝。

脉浮为盛于外，脉芤为歉于内。浮为阳，谓阳独盛也；芤为阴，谓阴不足也。浮芤相搏，阳有余而阴不足也。胃液枯竭，内虚生热，虽有阳气，无与为偶，亦如上条之意也。故曰其阳则绝。以上三条，乃因阳明受病之因而申言之③；其下三条，则申言阳明受病之证也。

伤寒发热无汗，呕不能食，而反汗出濈濈④然者，是转属阳明也。

伤寒转系阳明者，其人濈濈然微汗出也。

发热无汗，为太阳病在表。呕不能食者，邪欲入里而正气拒之也。至汗出濈濈，则太阳之邪，阳明已受之矣，

①【注文浅释】

日晡时：下午3～5点。

②【临证薪传】

由下面条文不难总结汤证应用指征：蒸蒸发热，腹胀满，心烦，不大便，脉数等。这些症状固然为汤证应用提供参考，但临床应用并非囿于此，所以研读时更要透过已有症状把握病证本质及背后动态变化规律，如此在辨证应用时才可依症，又不拘泥于症状。

③【医理探微】

蒸蒸发热，尤氏解释言之有理，值得学习。在明理基础上，正如上述所言，学习者不仅明白这一症状，还应透过症状看病理本质及动态变化趋势。蒸蒸发热，犹如笼屉之热，形象再现了热开始入里，聚于内，但又欲出于外的状态，一方面说明热入里结聚，另一方面看出热未完全入里，宿实结滞不重。在临床应用时，不必拘泥此症状，凡病入阳明，热势明显，腑气不通之兆现则考虑应用。

④【案例犀烛】

麻某，女，26岁，营业员，2007年6月初诊。病人于五六年前开始出现头痛，头昏沉，记忆力下降。开始症状轻，后逐渐加重。曾做过头颅CT未见明显异常，经西医对症处理和中医平肝潜阳、养血祛风等治疗都未有明显疗效。现症：头痛，以前额部为主，头昏沉，整日头目不爽，记忆力下降，口渴，纳食可，平素饮食偏于肉类，小便略黄，大便偏干，

故曰转系阳明。太阳寒在皮毛，腠理闭塞，故无汗；阳明热在肌肉，腠开液泄，故濈濈然汗自出也。

病人不大便五六日，绕脐痛，烦躁，发作有时者，此有燥屎，故使不大便也。

热结阳明，为不大便五六日，为绕脐痛、烦躁、发作有时，皆燥屎在胃之征。有时，谓阳明王时，为日晡①也。阳明燥结，不得大便，意非大承气不为功矣。

调胃承气汤证四条②

太阳病三日，发汗不解，蒸蒸发热者，属胃也，调胃承气汤主之。

发汗不解，邪不外散，而欲内传，为太阳而之阳明之候也。蒸蒸发热者，热聚于内，而气蒸于外，与太阳邪郁于外，而热盛于表者不同。故彼宜外解，此宜清里也③。然无燥实等证，则所以治之者，宜缓而不宜急矣。调胃者，调其胃气，返于中和，不使热盛实气而劫夺津气也。

调胃承气汤方④

见太阳权变法。

常2～4日一行，成羊屎状，无腹胀，睡眠稍差，梦多，月经大致正常，舌红，苔薄黄，中后部略厚，脉沉滑有力。辨证：阳明头痛，腑气上犯经脉。方药：调胃承气汤加味，生大黄10克（后入），芒硝10克（冲），炙甘草6克，葛根10克，黄连10克，山楂20克，石斛15克，5剂。服后自诉精神较前清爽，头痛明显减轻，大便通畅，睡眠香。此阳明浊气渐去，原法续进，后痊愈。[《江西中医药》，2008，39(311)：51]

按：本病以前额头痛，大便干为辨证切入点，该案虽腑气不通，但病势不重，热与宿实结滞不重，临证未拘泥于调胃承气汤证之"蒸蒸发热"表现。

伤寒十三日不解，过经谵语者，以有热也，当以汤下之。若小便利者，大便当硬，而反下利，脉调和者，知医以丸药下之，非其治也。若自下利者，脉当微厥，今反和者，此为内实也，调胃承气汤主之。

此亦邪气去太阳而之阳明之证。过经者，邪气去此而之彼之谓，非必十三日不解，而后谓之过经也。观少阳篇第二十条云"太阳病，过经十余日"，又本篇第六十一条云"此为风也，须下之，过经乃可下之"，则是太阳病罢而入阳明，或传少阳者，即谓之过经；其未罢者，即谓之并病耳。谵语，胃有热也，则热当以汤下之。若小便利者，津液偏渗，其大便必硬而反下利。脉调和者，医知宜下，而不达宜汤之旨，故以丸药下之，非其治也。脉微厥，脉乍不至也。言自下利者，里气不守，脉当微厥。今反和者，以其内实，虽下利而胃有燥屎，本属可下之候也，故当以调胃承气汤下其内热。此条太阳篇移入。

阳明病，不吐不下，心烦者①，可与调胃承气汤。

病在阳明，既不上涌，又不下泄，而心烦者，邪气在中土，郁而成热也。经曰：上郁则夺之。调胃承气，盖以通土气非以下燥屎也。

伤寒吐后，腹胀满者，与调胃承气汤。

吐后腹胀满者，邪气不从吐而外散，反因吐而内陷也，然胀形已具，自必攻之使去；而吐后气伤，又不可以大下，故亦宜大黄、甘草、芒硝调之，俾反于利而已。设遇庸工，见其胀满②，必以枳、朴为急矣。

小承气汤证二条

太阳病，若吐、若下、若发汗，微烦③，小便数，大便因

①【注文浅释】

盖胃络上通于心，胃中燥热循经上扰，神明不安则心烦。本条既云阳明病，且治以调胃承气汤，除心烦外，当伴有不大便、腹胀满等胃实之证。

②【医理探微】

见胀满而不用枳、朴，以何为据？考调胃承气重在清润胃肠燥热，其热与燥屎并未完全归并大肠，故虽亦可见腹胀、不大便等腑实之象，但其热不潮，常以蒸蒸发热为主。因此，腹胀一证虽属气滞但仲景治法多端，如栀子厚朴、白虎汤等，皆当辨而用之。

③【临证薪传】

是证虽热与屎结，腑气不畅，但热邪较轻，因见微烦，与前述调胃承气比，其热邪亦逊其后。正因若此，方药中不避辛走苦燥之枳、朴，但因热邪内壅宜减其制，故厚朴只用二两，枳实只用三枚，与大承气用大剂行气药比较，差异立现。

李士材医案：治一人，伤寒至五日，下利不止，懊㤭目张，诸药不效。有以山药、茯苓与之，虑其泻脱也，李诊之曰：六脉沉数，按其脐则痛，此协热自利，中有结粪。小承气倍大黄服之，果下粪数枚，利止，懊㤭亦愈。酒洗大黄12克，厚朴9克，炒枳实6克。

按：本案为热结旁流，内有结粪（燥屎）之小承气汤证。患者下利不止，最易迷惑医者眼目，所谓"大病有羸状"，不可不慎，李氏诊得六脉沉数，按脐痛，诊为"中有结粪"，果断用承气汤下之。另外，热结旁流，亦有用大承气汤下之者，本病已有下利不止，虽脐结较重，但利已下伤正，况下后热亦随之有所缓解，故用小承气汤微和胃气，勿令大泻下，此为李氏用药既果敢且慎重的体现。

② 【医理探微】

尤氏对此解读到位，值得学习。结合小承气汤上面条文，不难发现，当病证有里热兼腑气不通（烦躁、谵语、大便硬），但在津气被耗伤的情况，不宜攻下太重，应以小承气汤和胃通降。而且用之中病即止，毕竟方药以温燥为主，又以行气为特点，多服则易劫伤胃津。

③ 【医理探微】

胃热而虚概指胃肠有热但未至结实；胃寒而实概指胃中有寒或胃肠已结实。能食、不能食，仲景既用于分辨胃中阳气的盛衰，所谓阳明中风、中寒；亦用于区别肠腑燥屎壅结的不同，如本条能食与不能食。临床不只应注意区分能食与否，更需注意能食、不能食背后的病理属性。

硬者，与小承气汤和之愈。

若，与或同。病在太阳，或吐，或下，或汗，邪仍不解而兼微烦，邪气不之表而之里也。小便数，大便因硬者，热气不之太阳之本，而之阳明之腑，可与小承气，和胃除热为主。不取大下者，以津液先亡，不欲更伤其阴耳。

小承气汤方①

大黄四两　厚朴二两，去皮，炙　枳实三枚，炙

上三味，以水四升，煮取一升二合，去滓，分温二服。初服汤，当更衣。不尔者，尽饮之。若更衣者，勿服之。

阳明病，其人多汗，以津液外出，胃中燥，大便必硬，硬则谵语，小承气汤主之。若一服谵语止，更莫复服。

汗生于津液，津液资于谷气，故阳明多汗，则津液外出也。津液出于阳明，而阳明亦藉养于津液，故阳明多汗，则胃中无液而燥也。胃燥则大便硬，大便硬则谵语，是宜小承气汤以和胃而去实。若一服谵语止，更莫复服者，以津液先亡，不欲多下以竭其阴，亦如上条之意也②。

大承气汤证九条

阳明病，谵语有潮热，反不能食者，胃中必有燥屎五六枚也。若能食者，但硬耳，宜大承气汤下之。

伤寒胃热而虚者，能食；胃寒而实者，则不能食③。而阳明病有燥屎者，可攻；无燥屎者，则不可攻。谵语潮

热,胃之热也,是当能食,而反不能食者,中有燥屎,气窒而不行,法当大承气下之者也。若能食者,屎未成躁而但硬耳。设欲攻之,则必以小承气和之,如上二条所云而已。本文"宜大承气汤下之"七字,当在胃中有燥屎句下①。

大承气汤方

大黄四两,酒洗 厚朴半斤,炙,去皮 枳实五枚,炙 芒硝二合

上四味,以水一斗,先煮二物,取五升,去滓,内大黄②。煮取二升,去滓,纳芒硝,更上微火一两沸。分温再服。得下,余勿服。

病人小便不利,大便乍难乍易,时有微热,喘冒不能卧者,有燥屎③也,宜大承气汤。

小便不利者,其大便必溏。而有燥屎者,水液虽还入胃,犹不足以润之,故大便乍有难时,而亦乍有易时也。若时有微热,喘冒不得卧,则热气外攻内扰,而复上逆,知其聚于中者,盛也,故曰有燥屎也。大便虽有易时,亦必以大承汤为主矣。

大下后,六七日不大便,烦不解,腹满痛者,此有燥屎也。所以然者,本有宿食故也,宜大承气汤。

大下之后,胃气复实,烦满复增者,以其人本有宿食未去,邪气复得而据之也。不然,下后胃虚,岂得更与大下哉?盖阳明病,实则邪易聚而不传,虚则邪不得聚而传。是以虽发潮热而大便溏者,邪气转属少阳,为胸胁满不去;虽经大下而有宿食者邪气复集胃中,为不大便烦满,腹痛有燥屎。而彼与小柴胡,此宜大承气,一和一

①【医理探微】

尤氏这一注解使得条文顺序、内容理解更加顺畅。这里通过进食情况判断疾病也是临床值得学习的方面:能食,表明腑气不通程度尚轻;不能食,表明腑实证程度严重。

②【临证薪传】

与前述小承气汤相较,大承气汤虽亦用枳、朴、大黄,但枳、朴用量明显加大;此外,两方在煎煮时亦采用不同方法,小承气汤三药同煮,大黄同煮后其寒凉清热、攻下之力锐减,大承气汤枳、朴先煎,大黄后下,最后溶入芒硝,如此则行气通腑,攻下燥结之力尤著。

③【医理探微】

既云"有燥屎",又云"大便乍难乍易",则"乍易"时燥屎在何处?其实本证大便始终内结是真,大便乍易是假,结合小便不利,乍易是水毒之邪内攻迫肠使然,水毒内闭不只迫肠而见大便乍易,更可上冲迫肺而成喘冒不得卧之症。

下，天然不易之法也。小柴胡证见本篇四十一条，宜互参。

伤寒若吐、若下后，不解，不大便五六日，上至十余日，日晡所发潮热，不恶寒，独语如见鬼状。若剧者，发则不识人，循衣摸床[①]，惕而不安，微喘直视，脉弦者生，涩者死。微者，但发热谵语者，大承气汤主之。若一服利，止后服。

①【注文浅释】

循衣摸床：同"捻衣摸床"。病人神识不清，两手无意识地反复触摸衣被床沿，多见于热病的危重阶段。这是热极伤阴，阴液将竭，神明无主所致。

吐下之后，邪气不从外解而仍内结，热入胃腑，聚而成实，致不大便五六日，或十余日也。阳明内实，则日晡所发潮热，盖申酉为阳明旺时，而日晡为申酉时也。表和里病，则不恶寒，伤寒以恶热为里，而恶寒为表也。热气熏心，则独语如见鬼状，盖神藏于心，而阳明之络通于心也。若热甚而剧者，发则不识人，循衣摸床，惕而不安，微喘直视，是不特邪盛而正亦衰矣。若脉弦，则阴未绝而犹可治；脉涩，则阴已绝而不可治。所谓伤寒阳胜而阴绝者，死也。其热微而未至于剧者，则但发热谵语，不大便而已，是可以大承气下之而愈也。一服利，止后服者，以热未至剧，故不可过下，以伤其正耳。

二阳并病，太阳证罢，但发潮热，手足漐漐浆浆汗出，大便难而谵语者，下之则愈，宜大承气汤。

此太阳并于阳明之证。然并病，有并而未罢之证，虽入阳明，未离太阳，则可汗而不可下，如本篇第三十九条之证是也。此条为并而已罢之证，虽曰并病，实为阳明，故可下而不可汗。潮热、手足漐漐汗出，大便难，谵语，皆胃实之征，故曰下之则愈，宜大承气汤。

阳明少阳合病，必下利，其脉不负者，顺也；负者，失也。互相克贼，名为负也。脉滑而数者，有宿食也，当下之。宜大承气汤。

阳明少阳合病,视太阳阳明合病为尤深矣,故必下利。而阳明土,少阳木,于法又有互相克贼之机,故须审其脉。不负者,为顺,其有负者,为失也。负者,少阳旺而阳明衰,谓木胜乘土也。若脉滑而数,则阳明旺而少阳负,以有宿食在胃,故邪气得归阳明,而成可下之证。不然胃虚风动,其下利宁有止期耶!

伤寒六七日,目中不了了,睛不和,无表里证,大便难,身微热者,此为实也。急下之,宜大承气汤。

目中不了了者,目光不精而视物不明也。睛不和者,目直视而不圆转也。六七日,热盛而阴伤,故其证如此。无表里证,无头痛、恶寒,而又无腹满、谵语等证也。然而大便难,身微热,则实证已具。合之目中不了了,睛不和,其为热极阴伤无疑,故虽无大满大实,亦必以大承气汤急下。若稍迟,则阴竭不复而死耳。

阳明病,发热汗多者,急下之,宜大承气汤。

发热汗多者,热盛于内,而津迫于外也。不下则热不除,不除则汗不止,而阴乃亡矣。故宜急下,然必有实满之证,而后可下。不然,则是阳明白虎汤证,宜清而不宜下矣。学者辨诸。

发汗不解,腹满痛者,急下之,宜大承气汤。①

发汗不解,腹满痛者,病去表之里而盛于里矣。夫正气与邪气相击则痛,治之者,如救斗然,迟则正被伤矣,故亦宜急下。

以上下法共十五条。然其间,或曰和,或曰下,或曰急下,或一服利,止后服,各随病之大小缓急而异其治,学者所当明辨也。

①【医理探微】

上述三急下证,是果断用药的实例。一是"目中不了了,睛不和",乃燥实灼伤真阴,不能上注于目的征象,虽然府实证不太严重,只是大便难,身微热,也应急下。二是"发热汗多",肠府燥实,蒸迫津液外泄,必势急而量多,若不急下其里,就有阴竭阳亡之虞。三是"发汗不解,腹满痛",下缓则不通,所以也必须急下。这些共同地方在于阳明腑实证严重,津血亏伤亦重。

合论三承气汤方①

承者,顺也。顺而承者,地之道也。故天居地上,而常卑而下行,地处天下,而常顺承乎天。人之脾胃,犹地之上也。乃邪热入之,与糟粕结,于是燥而不润,刚而不柔,滞而不行,而失其地之道矣,岂复能承天之气哉？大黄、芒硝、枳、朴之属,涤荡脾胃,使糟粕一行,则热邪毕出。地道既平,天气乃降,清宁复旧矣。曰大,曰小,曰调胃,则各因其制而异其名耳。盖以硝黄之润下,而益以枳、朴之推逐,则其力颇猛,故曰大;其无芒硝,而但有枳、朴者,则下趋之势缓,故曰小,其去枳、朴之苦辛,而加甘草之甘缓,则其力尤缓,但取和调胃气,使归于平而已,故曰调胃。②

①【案例犀烛】

案1：康某,女。病人以心慌气短、四肢关节疼痛入院,诊为风湿性关节炎、神经症。经治疗后关节疼痛减轻,但气短喘促时作,不得平卧。刻见:气短喘促不得卧、潮热口干、全身汗出,腹胀便秘,小便黄赤,舌质红、苔黄腻,脉滑数。诊为喘证,属热结肠胃,腑气不通,气机不得通降所致。治拟通腑泻热,降气平喘。药用:大黄、杏仁、甘草各6克,芒硝(冲)、厚朴各10克。服药2剂,便出水样粪便并挟有燥屎,汗出止,腹胀除,潮热喘促大减,能平卧入睡。

按:本案有潮热、腹胀等症,热比较明显,且热入里结滞也重,看似符合小承气汤特征。但正如前述所言,应用不应拘泥症状,症状是分析腑实证不同病理阶段参考依据而已,要从热入里程度、结滞程度、津液亏损程度等不同角度进行判断。本证虽符合小承气汤部分特征,但全身汗出,说明热并未完全入里,津伤也不严重,但潮热腹胀又表明此症甚于调胃承气汤证,所以此证应是介于二者之间,故在调胃承气汤基础上,加枳实、厚朴,因病症以气喘为主,换枳实为杏仁。

案2：苏某,男,38岁。平素嗜好烟酒,2007年9月初诊。3日前因酒后突遇天气骤变而感受风寒,继而出现恶寒发热,头疼,鼻塞。后经反复治疗不效,出现呃逆反复不止,遂来就诊。诊见:不恶寒反壮热,面赤身热,动者头汗出,口渴,嗝声频作,洪亮有声,大便3日未下,腹部胀满,舌苔黄厚腻而干,脉沉缓有力。诊为呃逆,属阳明腑气不通,气失和降,冲逆于上。治从通腑泻热,降逆止呃。方用大承气汤加橘皮12

克、竹茹15克、黄芩15克、代赭石30克,1剂后下燥屎数枚,继而出现稀软大便,热退呃止,诸症悉减,继用益胃汤加减2剂,以滋养胃阴善后而痊愈。[《光明中医》,2010,25(7):1281-1282]

按:本证燥屎、苔黄腻而干,腹胀满又兼脉沉缓有力,为阳明热与腑气不通并重,故以大承气汤通腑清热。虽证见呃逆,按《伤寒论》本不可下,但病根在于腑气不通,故仍用下法治之。

结合前述承气汤的两个案例,不难看出,三承气汤并非如一些教材所言依病人是否出现"痞、满、燥、实、坚"作为应用的标准,这是舍仲景动态灵活辨治精神的机械搬套行为,不利于对腑实证整个疾病演变的把握与学习。

究三方治证异同,不难发现,三方所治之证皆有热邪结于肠中,但调胃承气汤证热结于大肠尚浅;小承气汤证邪已入里结于大肠为主;大承气证则不仅邪热殊重,热结于大肠亦深,因此其区别之点应在"热"与"结"的轻重浅深上,尤其大承气汤,不必等"痞满燥实"悉具才去用之,以免错失良机,临床凡见热盛,结深即可用之,在未酿成危急重症前,果敢用之尚可截断病理演变。

②【注文浅释】

此论不仅阐述了承气汤之名的由来,更从病势、病症轻重等对三汤证用药进行辨析,对加深理解颇有裨益。

白虎加人参汤证三条^①

伤寒病，若吐若下后，六七日不解，热结在里，表里俱热，时时恶风，大渴，舌上干燥而烦，欲饮水数升者，白虎加人参汤主之。

以下三条，王叔和本在太阳篇中，今移置此。

伤寒若下若吐后，至七八日不解，而燥渴转增者，邪气去太阳之经，而入阳明之腑也，阳明经为表，而腑为里，故曰热结在里，腑中之热，自内际外，为表里俱热。热盛于内，阴反外居，为时时恶风。而胃者，津液之原也，热盛而涸，则舌上干燥。故既以白虎除热，必加人参以生津，尚从善所谓邪热结而为实者，则无大渴，邪气散漫，熏蒸焦膈，故舌上干燥而烦，大渴欲饮水数升是也。是以白虎、承气，并为阳明腑病之方^②，而承气苦寒，逐热荡实，为热而且实者设；白虎甘寒，逐热生津，为热而不实者设。乃阳明邪热入腑之两大法门也。故从太阳分出三条，并列于此云。

白虎加人参汤^③

缘故。白虎证与承气证均属于阳明腑证，不仅伤寒注家中有所认识，临床家也不例外，如程钟龄对于阳明经腑问题曾作过专题讨论。他在《经府论》中说："夫经者，径也，行于皮之内，肉之中者也；府者，器也，所以盛水谷者也。伤寒诸书，以经为府，以府为经，混同立论，惑人滋甚！吾特设经府论而辨之。"指出："然则以白虎治府病何谓也？夫以白虎治府病者，乃三阳之邪初入胃府，表里俱热，邪未结聚，热势散漫，而无胃实不大便之症，故用白虎汤内清

胃府，外透肌表，令表里两解。"他在论消渴证治时又指出："阳明经证亦无渴，不过唇焦漱水耳。其有渴者，则阳明府病也。邪未结聚，其热散漫而口渴者，白虎汤；邪已结实，腹胀便闭而口渴者，承气汤，此阳明府证之治法也。"（《医学心悟》）温热家戴天章提出运用白虎、承气的主要标志是：前者有热无结，后者有热有结，堪称要言不烦。总之说明一个问题，白虎与承气均是阳明腑证，把白虎证说成阳明经证，是不对的。

①【注文浅释】
本部分内容按尤氏划分为阳明腑病，结合上面承气汤证，看出这里腑是包括阳明胃肠的热证、实证，属于本病的范畴。果如此，为何不将白虎汤列入其中？更何况白虎加人参汤证，更应该看作白虎汤证兼证才是，按太阳病篇分法，应归入斡旋法之列，不属正治法范畴。

由此可知，尤氏治法分类为其创新之处，有可取之处，但限于内容繁杂，有时并非一一对应，在研读时不应拘于形式，而应把握内容之精髓。

②【医理探微】
陈亦人指出，有一些医家对阳明经证用白虎汤的说法提出了商榷。如张璐玉说："故白虎汤为热邪中暍之方，虽为阳明解利之药，亦解内蒸之热，非治在经之热也。"（《伤寒缵论》）钱天来说："此但外邪入里，为无形之热邪，用寒凉清肃之白虎汤，以解阳明胃府之热邪也。"（《伤寒溯源集》）尤氏把白虎加人参汤证编入阳明正治法阳明证节内，论点明确，论据充分，足以破疑解惑。然而未能引起重视，可能是因成见作梗的

③【案例犀烛】
六旬老翁，孟冬伤寒五六日，表里俱觉发热，间作呻吟，又兼喘逆，然不甚剧，脉洪滑按之亦似有力，投白虎汤一剂大热稍减。脉则七八动一止，或十余动一止，重按无力。遂于原方中加人参八钱，兼师炙甘草汤中用干地黄之意，以生地黄代知母煎服，后热退。（摘自《医学衷中参西录》）

按：从先用白虎汤症状缓解，再到出现脉"七八动一止""重按无力"，遂处方白虎加人参汤加减，后得效。从灵活应变处理中，

可窥见白虎汤与白虎加人参汤证候演变规律之一斑，脉之歇止及重按无力，反映出白虎加人参汤证正虚之甚。此外，本例还表明，白虎人参汤在应用时不唯津亏或口燥渴证，《伤寒论》中热盛津伤只是正气虚损的一种情况而已。正如张锡纯言：其人素有内伤，或元气素弱，其脉或虚数，或细微者，皆投白虎加人参汤。

④【临证薪传】

通观白虎加人参汤证，不难发现其大烦渴与舌苔干燥是汤证最关键症状，即热盛、津亏重。只要具有这两个特征，即使没有大热、大汗、脉洪大，也可使用白虎加人参汤。

⑤【医理探微】

对于"时时恶风""背微恶寒"理解，尤氏为邪去太阳，传入阳明，内热盛所致。这一理解虽没问题，但不够精确。还应补充阳热郁于内之机，如魏念庭云："内热盛则外表疏，时时恶风，若似表证，而大渴云云，皆是一派实热结里之象。"观魏氏之意，不仅背微恶寒可因阳郁，时时恶风，亦可由于阳郁。舒驰远说："里阳盛极，格阴于外，故微恶寒也。"魏柳州也有这样的经验，"火盛而郁者，多畏风、畏寒"。从阳郁可以致厥，则阳郁而致无大热，背微恶寒，此说可作参考。

此外，阳气因热盛汗而外散亦是常见之机，否则何以用人参？

⑥【注文浅释】

本部分为阳明经病，与前述阳明腑病相对应。显而易见，尤氏在阳明篇沿袭了前人阳明"经府之说"的分类方法。

方见太阳斡旋法。

伤寒无大热，口燥渴，心烦，背微恶寒者，白虎加人参汤主之。④

无大热，表无大热也。口燥渴心烦，里热极盛也。背微恶寒，与时时恶风同意。盖亦太阳经邪传入阳明胃腑，熏蒸焦膈之证⑤。故宜白虎加人参，以彻热而生津也。

伤寒脉浮，发热无汗，其表不解者，不可与白虎汤。渴欲饮水，无表证者，白虎加人参汤主之。

前二条既著白虎之用，此条复示白虎之戒。谓邪气虽入阳明之腑，而脉证犹带太阳之经者，则不可便与白虎汤，与之则适以留表邪，而伤胃气也。而又申之曰：渴欲饮水，无表证者，白虎加人参汤主之。其"叮咛"反复之意，可谓至矣。

阳明经病脉因证治十一条⑥

伤寒三日，阳明脉大。

邪气并于太阳则浮，并于阳明则大。云三日者，举传经次第之大凡也。又阳明之脉，人迎趺阳皆是，伤寒三日，邪入阳明，则是二脉当大，不得独诊于右手之附上也。

本太阳病，初得时，发其汗，汗先出不彻，因转属阳明也。

彻，达也。汗虽欲出，而不达于皮肤，则邪不外出而反内入。此太阳之邪，传阳明之经，与汗下后入腑者，不同也。

阳明病，脉浮而紧者，必潮热，发作有时，但浮者，必盗汗出。

太阳脉紧，为寒在表；阳明脉紧，为实在里。里实则潮热，发作有时也。若脉但浮而不紧者，为里未实而经有热,经热则盗汗出,盖杂病盗汗,为热在脏;外感盗汗,为邪在经。《易简方》用防风治盗汗不止,此之谓也。

阳明病,反无汗而小便利,二三日呕而咳,手足厥者,必苦头痛,若不咳不呕,手足不厥者,头不痛。

无汗而小便利,邪不外散,而气但下趋也。二三日呕而咳者,邪复从上行也。手足厥者,气仍不外达也,故必苦头痛。所以然者,下趋而极,势必上行;外达无由,上攻必猛也。若不咳不呕,则气且下行,手足不厥,则气得四达,何至上逆而头痛哉!读此,可以知阳明邪气上下进退之机。

阳明病,口燥,但欲漱水不欲咽者,此必衄。①

阳明口燥,欲饮水者,热在气而属腑;口燥但欲漱水不欲咽者,热在血而属经。经中热甚,血被热迫,必妄行为衄也。

脉浮发热,口干鼻燥,能食者,则衄。

脉浮发热,口干鼻燥,亦热邪壅盛于经之证。能食者,风多热迫,安得不胜阴血被衄耶?

阳明病,脉迟,汗出多,微恶寒者,表未解也。可发汗,宜桂枝汤。

阳明病,脉浮无汗而喘者,发汗则愈,宜麻黄汤。②

① **【注文浅释】**

阳明病见衄血,病位是否浅在阳明经络,待商榷。所见之证到是更像热邪已越过气分,深入营血之候。

② **【医理探微】**

陈亦人指出,也有人认为经腑有表里之意,提出阳明病篇载有用桂枝汤、麻黄汤的条文(234条、235条),都以阳明病冠首,而且都提出可发汗,据此说明阳明病本身也有表证,所以认为用麻桂发汗。然而阳明病的病位既然在里,怎么又有表证?阳明病既属热实证,怎么能用桂枝汤、麻黄汤?岂不怕"桂枝下咽,阳盛则毙",麻黄汤劫津夺液?阳明病与太阳病的最大区别就是:太阳病必恶寒,大多恶寒与发热并见,阳明病则"身热,汗自出,不恶寒,反恶热也"。判断太阳病是否已传阳明,也是以恶寒之有无为根据,如48条"二阳并病,太阳初得病时,发其汗,汗先出不彻,因转属阳明。续自微汗出,不恶寒"。134条"而反恶寒者,表未解也"。由此可见,阳明病之用桂枝汤、麻黄汤,不是阳明自身的表证,而是兼太阳之表。然而如肯定阳明只有里热实证,就是兼太阳之表,怎么能用麻桂?或者以为这是阳明里热尚不太甚的情况下权宜治法,这种推理是不符实际的。对此,庞安常与朱肱认为这里的阳明病不是阳明热证,是阳明中寒兼太阳之表,他们说:"阳明中寒,恶寒为病在经,与太阳合病属表,可发其汗。庞、朱二氏是宋代对《伤寒论》深有研究并富有临床经验的医学家,才能有如此正确的认识,提出上述的论断,较之某些《伤寒论》注家一味随文敷衍高明得多。

或者提出阳明病篇183条"问曰:病有得之一日,不发热而恶寒者,何也?答曰:虽得之一日,恶寒将自罢,即汗出而恶热也。"不正是表明阳明初起也有恶寒表证吗?有些注家确实是从阳明表证解释的,难免造成概念上的混淆。这应联系上下文来看,本条紧接在182条"不恶寒反恶热也"之后,本条之后又接着提出"始虽恶寒,二日自罢,此为阳明病也。"不难看出是为了鉴别诊断而设词问答,示人于动态中分析辨证的方法,不是指阳明本身的表证,而是阳明病兼太阳表证,在太阳阳明同见阳明里热的情况下,最易化燥化热,所以说"始虽恶寒,二日自罢",正说明化热迅速。如果与温病热变最速的特点联系,就更易理解。温病初起也往往伴有恶寒的卫分证,但是时间短暂,程度轻微,它与"虽得之一日,恶寒将自罢"的精神完全一致。所以阳明病自身表证的说法是不确切的。

①【注文浅释】
两条皆属阳明与太阳同病，唯阳明里证较轻，表证为著，故径以解太阳为先。

此二条乃风寒初中阳明之证①。其见证与太阳中风伤寒相类。而阳明比太阳稍深，故中风之脉，不浮而迟，伤寒之脉，不紧而浮。以风寒之气，入肌肉之分，则闭固之力少，而壅遏之力多也。而其治法，则必与太阳稍异，见有汗而恶寒者，必桂枝可解，无汗而喘者，非麻黄不发矣。

二阳并病，太阳初得病时，发其汗，汗先出不彻，因转属阳明，续自微汗出，不恶寒。若太阳病证不罢者，不可下，下之为逆，如此可小发汗。设面色缘缘正赤者，阳气怫郁在表，当解之熏之。若发汗不彻，不足言，阳气怫郁不得越，当汗不汗其人躁烦，不知痛处，乍在腹中，乍在四肢，按之不可得，其人短气，但坐，以汗出不彻故也，更发汗则愈。何以知汗出不彻？以脉涩，故知也。

此篇从太阳篇移入。

二阳并病者，太阳病未罢，而并于阳明也。太阳得病时，发汗不彻，则邪气不得外出，而反内走阳明，此并之由也。续自微汗出，不恶寒，此阳明证续见，乃弄之证也。若太阳证不罢者，不可下，下之为逆，所谓"本当发汗，而反下之，此为逆"是也。如是者，可小发汗，以病兼阳明，故不可大汗而可小发，此并病之治也。若发其小汗已，面色缘缘正赤者，阳气怫郁在表而不得越散，当解之熏之，以助其散，又并病之治也。发汗不彻下，凝脱一"彻"字，谓发汗不彻，虽彻而不足云彻，犹腹满不减，减不足言之文。汗出不彻，则阳气怫郁不得越，阳不得越，则当汗而不得汗，于是邪无从出，攻走无常，其人躁烦，不知痛处，乍在腹中，乍在四肢，按之而不可得也。短气者，表不得泄，肺气不宣也。坐，犹缘也。言躁烦短气等证，但缘汗出不彻所致。故当更发其汗，则邪气外达而愈，非特熏解,所能已其疾矣。以面色缘缘正赤者,邪气怫郁躯壳之表;躁烦短气者,邪气怫郁躯壳之里也。按《内经》云:脉滑者,多汗。又曰:脉涩者,阴气少阳气多也。夫汗出于阳而生于阴,因诊其脉涩,而知其汗出不彻也,此又并病之治也。

阳明病,发潮热,大便溏,小便自可,胸胁满不去者,小柴胡汤主之。

潮热者,胃实也。胃实则大便硬,乃大便溏,小便自可,胸胁满不去,知其邪不在于阳明之腑,而入于少阳之经。由胃实而肠虚,是以邪不得聚而复传也,是宜小柴胡以解少阳邪气。①

阳明病,胁下硬满,不大便而呕,舌上白苔者,可与小柴胡汤。上焦得通,津液得下,胃气因和,身濈然而汗出解也。②

此亦阳明传入少阳之证。胁下硬满而呕,舌上苔白,皆少阳经病见证。虽不大便,不可攻之,亦宜小柴胡和解少阳邪气而已。夫胁下满痛而呕,则邪方上壅而津液不得下行,与小柴胡和散其邪,则上焦得通,而胁不满硬矣;津液得下,而呕不作矣。气通津下,胃气因和,便从里出,汗从表出,而邪自涣然冰释矣。是以胃中硬满,不大便,而无少阳证者可攻;其有少阳证者,虽不大便,亦不可攻而可和也。

阳明病风寒不同证治八条

阳明病,若能食,名中风;不能食,名中寒③。

阳明腑病,有传经、自受之异。传经者,风寒已变,其病多热;自受者,风寒初入,其病多冷。而风之与寒,则又有辨。此条盖阳明胃腑，自中风寒之辨也。太阳主肌表，故有有汗无汗之分；阳明为胃腑，故有能食不能食之辨。风为阳而寒为阴，阳能消谷而阴不能消谷之意也。夫风寒中人，无有常经，是以伤寒不必定自太阳，中寒不必定自三阴。论中凡言阳明中风、阳明病、若中寒及少阳中风、太阴少阴厥阴中风等语，皆是本经自受风寒之证，非从太阳传来者也。学者辨诸。

阳明病，若中寒，不能食①，小便不利，手足濈然汗出，此欲作固瘕，必大便初硬后溏。所以然者，以胃中冷，水谷不别故也。

手足濈然汗出，于法为胃家实，而寒邪适中，小便复不利，则是胃有坚积，而水寒胜之，所以知其欲作固瘕。固瘕者，胃寒成聚，久泄不已也。以下四条，并阳明胃腑，自中寒邪之证。

脉浮而迟，表热里寒，下利清谷者，四逆汤主之。

若胃中虚冷，不能食，与水则哕。

脉迟为寒，而病系阳明，则脉不沉而浮也。寒中于里，故下利清谷。而阳为阴迫，则其表反热也。四逆汤，为复阳散寒之剂，故得主之。而阳明土也，土恶水而喜温，若胃虚且冷，不能纳谷者，土气无权，必不能胜水而禁冷。设与之水，水与寒搏，必发为哕。哕，呃逆也。

食谷欲呕者，属阳明也。吴茱萸汤主之。得汤反剧者，属上焦也。

食谷欲呕，有中焦与上焦之别。盖中焦多虚寒，而上焦多火逆也。阳明中虚，客寒乘之，食谷则呕，故宜吴茱萸汤，以益虚而温胃。若得汤反剧，则仍是上焦火逆之病，宜清降而不宜温养者矣②。仲景于疑似之间，细心推测如此。

---

① 【临证薪传】

上述看出阳明是存在虚寒证，并非尽为实热证。

但受"实则阳明，虚则太阴"，之说影响，常将阳明虚证归属于太阴病范畴，这样病理归类实际上与阳明、太阴的生理、病理不相符的。胃司纳、主降，脾司运、主升，性质是完全不同的，正所谓"脾宜升则健，胃宜降则和。"所以，阳明胃虚寒证与脾虚寒不可等同视之，前者以阳明胃失于通降，气机上逆为主；后者以太阴脾无以升清为主。

---

② 【医理浅释】

尤氏对"得汤反剧者"解释为中焦虚寒，上焦火逆。对此笔者不敢苟同，试想如果上焦有火逆，何以再用生姜温散，也不宜用人参温养，这与尤氏后面所讲"宜清降而不宜温养"自相矛盾，所以此说于理不通。如何理解此处"得汤反剧"呢？首先，这是中病反应，既然辨证无误，反而出现逆象，正说明药已中病，但吴茱萸之热与胃之沉寒相激，故有此反应；其次，这里言属上焦，应与《内经》"胃之上口属上焦"相联系来理解，这里的上焦还应指胃及连属范畴。

吴茱萸汤方

吴茱萸_{一斤,洗} 人参_{三两} 生姜_{六两,切} 大枣_{十二枚,擘}

上四味,以水七升,煮取二升,去滓,温服七合。日三服。

阳明中风,口苦咽干,腹满微喘,发热恶寒,脉浮而紧。若下之,则腹满小便难也。

口苦咽干,阳邪内侵也。腹满微喘,里气不行也。发热恶寒,表邪方盛也。夫邪在里者已实,而在表者犹盛,于法则不可下,下之则邪气尽陷,脾乃不化,腹加满而小便难矣。此阳明自中风邪^①,而表里俱受之证,是以脉浮而紧。盖太阳脉紧,为表有寒,阳明脉紧,为里有实。前第三十条云:阳明病,脉浮而紧者,必潮热,发作有时。意可参考。

阳明中风,脉弦浮大而短气,腹都满,胁下及心痛,久按之气不通,鼻干不得汗,嗜卧,一身及面目悉黄,小便难,有潮热,时时哕,耳前后肿。刺之小瘥,外不解。病过十日,脉续浮者,与小柴胡汤;脉但浮,无余证者,与麻黄汤;若不尿,腹满加哕者,不治。

此条虽系阳明,而已兼少阳;虽名中风,而实为表实。乃阳明少阳,邪气闭郁于经之证也。阳明闭郁,故短气腹满,鼻干不得汗,嗜卧,一身及面目悉黄,小便难,有潮热;少阳闭郁,故胁下及心痛,久按之气不通,时时哕,耳前后肿。刺之小瘥,外不解者,脉证少平,而大邪不去也。病过十日,而脉续浮,知其邪犹在经,故与小柴胡和解邪气。若脉但浮,而无少阳证兼见者,则但与麻黄汤,发散邪气

①【注文浅释】
此属三阳同病,非只阳明一经。

而已。盖以其病兼少阳，故不与葛根而与柴胡；以其气实无汗，故虽中风而亦用麻黄。若不得尿，故腹加满，哕加甚者，正气不化，而邪气独盛，虽欲攻之，神不为使，亦无益矣，故曰不治。

阳明病，但头眩不恶寒，故能食而咳，其人必咽痛。若不咳者，咽不痛。

但头眩不恶寒^①，能食而咳者，阳明风邪变热，聚于胃而逆于肺也。咽居肺上，故必咽痛。若不咳者，肺不受热，则咽必不痛。不恶寒而头眩者，气方外淫而不内炽，亦何至能食而咳哉？

阳明病，能食，小便反不利，大便自调，其人骨节疼，翕然如有热状，奄然发狂，濈然汗出而解者，此水不胜谷气^②，与汗共并，脉紧则愈。

此阳明风湿为痹之证。《金匮》云：湿痹之候，小便不利，大便反快。又，湿病，关节疼痛而烦是也。奄然发狂者，胃中阳胜，所谓怒狂生于阳也。濈然汗出者，谷气内盛，所为汗出于谷也。谷气盛而水湿不能胜之，则随汗外出，故曰与汗共并。汗出邪解，脉气自和，故曰脉紧则愈。前第四十三条，中寒不能食，所以虽有坚屎，而病成固瘕；此条胃强欲食，所以虽有水湿而忽从汗散。合而观之，可以知阴阳进退之机。

卷四 阳明

清 饲鹤山人尤怡在泾注
鄞县曹赤电炳章圈点

篇 下

阳明明辨法第二

表里虚实生死之辨九条

病人烦热,汗出则解,又如疟状,日晡所发热者,属阳明也。脉实者,宜下之;脉浮虚者,宜发汗。下之与大承气汤,发汗宜桂枝汤。

烦热,热而烦也,是为在里。里则虽汗出不当解,而反解者,知表犹有邪也。如疟者,寒热往来,如疟之状,是为在表。表则日晡所不当发热,而反发热者,知里亦成实也,是为表里错杂之候。故必审其脉之浮沉,定其邪之所在,而后从而治之。若脉实者,知气居于里,故可下之,使从里出;脉浮而虚者,知气居于表,故可汗之使从表出。而下药宜大承气汤,汗药宜桂枝汤,则天然不易之法矣。

阳明病,脉浮而紧,咽燥口苦,腹满而喘,发热汗出,不恶寒,反恶热,身重。若发汗则躁,心愦愦,反谵语;若加烧针,必怵惕,烦躁,不得眠;若下之,则胃中空虚,客气动膈,心下懊恼,舌上苔白者,栀子豉汤主之[①];若渴欲饮水,口干舌燥者,白虎加人参汤主之;若脉浮发热,渴欲饮

①【医理探微】
本条乃阳明热证误下形成的胃中无形热郁证,应与太阳病篇热郁胸膈证相区别。二者不同在:一是病证形成来路不同,前者为阳明误治而来,后者为太阳病误治所致;二是病证部位侧重不同,前者阳明误下郁热在胃,故见胃中空虚无实邪,饥而不能食,舌苔白等,后者为误治,热陷心胸,以影响心肺为主,故心烦不眠、胸中窒闷等。证候虽有差异,但其病部位皆近胸膈,都是热郁(陷)胸膈,气机不畅之证,故都用清宣之法。

水,小便不利者,猪苓汤主之。

浮而紧,阳明表里之脉然也。咽燥口苦,腹满而喘,发热汗出,不恶寒,反恶热,身重,阳明入里之证然也。是为邪已入里,而气连于表,内外牵掣,汗下俱碍。是以汗之而邪不能出于表,则躁、心愦愦然昏乱而谵语;火之而热且扰于中,则怵惕、烦躁、不得眠;下之而邪不尽于里,则胃气徒虚,客气内动,心中懊侬;若舌上苔白者,邪气盛于上焦,故与栀子豉汤,以越胸中之邪,所谓病在胸中,当须吐之是也①;若渴欲饮水,口干舌燥者,则邪气不在上而在中,故以白虎加人参,以清胃热,益胃液,所谓热淫于内,治以甘寒也;若脉浮发热,渴欲饮水,小便不利者,邪热不在上中,而独在下,故与猪苓汤,以利水泄热,兼滋阴气,所谓在下者,引而竭之也。

猪苓汤方

猪苓去皮　茯苓　阿胶　滑石碎　泽泻

上五味,各一两,以水四升,先煮四味,取二升,去滓,纳阿胶,炸消。温服七合,日三服。

阳明病,汗出多而渴者,不可与猪苓汤。以汗多,胃中燥,猪苓汤复利小便故也。

上条于脉浮发热,渴而小便不利之证,既著猪苓汤之用矣;此条复示猪苓汤之戒,谓虽渴欲饮水,而汗出多者,则不可以猪苓利其小便。所以然者,汗之与溺,同出而异归者也。《灵枢》云:水谷入于口,输于肠胃,其液别为五,天寒衣薄,则为溺与气,天暑衣厚则为汗。故虽清浊不同,其为腑中之液则一也。汗出既多,胃液已耗,而复以猪苓利之,是已燥而益燥也,故曰不可与猪苓汤。

①【医理探微】

尤氏言当吐之,其与此前医家,如成无己、方有执等观点相似,将栀子豉汤作为吐剂。这应该与栀子豉汤方后注"得吐者,止后服"有关,这种吐是胸膈郁热得开的反映,但并不意味着栀子豉汤是吐剂,正如服小柴胡汤后,"上焦得通,津液得下,胃气因和,身濈然汗出而解",不能说小柴胡汤发汗剂一样,实际应用栀子豉汤也很少有涌吐现象。所以,这一认识不仅与理论不符,且与临证实践所见亦异。

阳明病，下之，其外有热，手足温，不结胸，心中懊侬，饥不能食，但头汗出者，栀子豉汤主之。

阳明下后，其邪既不从里而出，又不因下而结，其外有热，手足温者，邪虽陷而未深也。心中懊侬，饥不能食者，热客胸中，而胃虚不能纳谷也。但头汗出者，胸中之热，熏蒸于上，而阳受邪气，复不能降而下行也。是为邪气入里，而未成聚之证，故宜栀子豉汤，以彻胸中之邪，亦高者因而越之之意也。

阳明病，法多汗，反无汗，其身如虫行皮中状者，此以久虚故也。^①

阳明者，津液之腑也。热气入之，津为热迫，故多汗。反无汗，其身如虫行皮中状者，气内蒸而津不从之也，非阳明久虚之故，何致是哉？

夫实则谵语，虚则郑声。郑声^②，重语也。

实者，邪气盛也；虚者，精气夺也。邪盛则狂妄多言，变乱不测；正夺者，语不能多，惟平时心事，言讫复言而已，故曰重语。重，犹叠也。

直视谵语，喘满者死，下利者亦死。

直视谵语，为阴竭热盛之候，此为邪气日损，或阴气得守，犹或可治。若喘满，则邪内盛；或下利，则阴内泄，皆死证也。

发汗多，若重发汗者，亡其阳。谵语脉短者，死；脉自和者，不死。

汗多复汗，阳气重伤，而邪复不解，为谵语而脉短。谵语为邪之盛，脉短为气之少，病盛胜脏，故死。脉自和者，邪气虽盛，而正气犹足相持，故得不死。

阳明病，欲解时，从申至戌上。

申酉戌时，日晡时也。阳明潮热，发于日晡；阳明病解,亦于日晡。则申酉戌为阳明之时,其病者,邪气于是发;其解者,正气于是复也。

阳明可下不可下之辨十五条

阳明病,脉迟,虽汗出不恶寒者,其身必重,短气,腹满而喘,有潮热者,此外欲解,可攻里也。手足濈然而汗出者,此大便已硬也,大承气汤主之。若汗多,微发热恶寒者,外未解也,其热不潮,未可与承气汤。若腹大满不通者,可与小承气汤,微和胃气,勿令大泄下。①

伤寒以身热恶寒为在表,身热不恶寒为在里。而阳明病无表证者,可下;有表证者,则不可下。此汗出不恶寒,身重短气,腹满而喘,潮热,皆里证也。脉虽迟,犹可攻之。以腹满便闭,里气不行,故脉为之濡滞不利,非可比于迟则为寒之例也。若手足濈然汗出者,阳明热甚,大便已硬,欲攻其病,非大承气不为功矣。若汗多,微发热恶寒,则表犹未解,其热不潮,则里亦未实,岂可漫与大承气,遗其表而攻其里哉?即腹大满不通,而急欲攻之者,亦宜与小承气微和胃气,而不可以大承气大泄大下,恐里虚邪陷,变证百出则难挽救矣。

以下七条,于可攻证,而复审其小便之多少,大便之溏硬,脉之实与不实,经之过与不过,热之潮与不潮,而后从而治之。故知下法,不可不慎也。

阳明病,潮热,大便微硬者,可与大承气汤;不硬者,不可与之。若不大便六七日,恐有燥屎。欲知之法,少与小承气汤,汤入腹中转矢气者,此有燥屎,可攻之②;若不转矢气者,此但初头硬,后必溏,不可攻之,攻之必胀满不能食也。欲饮水者,与水则哕。其后发热者,必大便复硬而少也,以小承气汤和之。不转矢气者,慎不可

①【医理探微】

本条辨阳明病可攻与不可攻及大小承气汤证证治异同。可分三段理解:从"阳明病"至"大承气汤主之"为第一段,辨脉迟及大承气汤的证治。阳明热证,脉多洪大滑数;阳明实证,脉多沉实大而有力。今言阳明病脉迟,何故也?一般而论,脉迟主寒。阳明病脉迟伴见腹满而喘、有潮热、身重、手足濈然汗出,乃阳明燥结,腑气不通,气机郁滞,脉道不利所致,此"迟"有脉来迟滞而涩之义。阳明燥结已成,故治"可攻里也"。

从"若汗多"至"未可与承气汤"为第二段,说明不可攻下的情况。用"若汗多,微发热恶寒者"重申表兼里实,宜先表后里,而不可径与承气汤攻下。其热不潮,提示腑实未完全形成,亦不可用承气汤攻下。

从"若腹大满不通者"至"勿令至大泄下"为第三段,是承第二段申言可下之例。如果表证已解,腹满特甚,大便不通,是阳明里实,然无潮热时,恐邪未深入于肠仍不可下,一旦见潮热,复见腹满,则宜用小承气汤轻下,而不宜用大承气汤峻下,所以然者,是病人汗多津液已伤,热邪不盛故。

②【医理探微】

大承气汤是峻下之剂当慎用。在"恐有燥屎"前提下,仲景运用试探法进行诊断,值得借鉴。若汤入腹中,转矢气者,此有燥屎,是药力推动,浊气旁泄故也。然小承气汤,难以攻下燥屎,故可再用大承气汤攻下。

不大便六七日,腑实内结与脾虚不运皆可见及,临床当细辨!

攻也。

阳明病有潮热者,为胃实;热不潮者,为胃未实。而大承气汤,有燥屎者,可与;初硬后溏者,则不可与。故欲与大承气,必先与小承气,恐胃无燥屎,邪气未聚,攻之则病未必去,而正已大伤也。服汤后,转矢气者,便坚药缓,屎未能出,而气先下趋也,故可更以大承气攻之;不转矢气者胃未及实,但初头硬,后必溏,虽小承气已过其病,况可以大承气攻之哉?胃虚无气,胀满不食,所必至矣。又阳明病,能饮水者为实,不能饮水者为虚,如虽欲饮,而与水则哕,所谓胃中虚冷,欲饮水者,与水则哕也。其后却发热者,知热气还入于胃,则大便硬而病从虚冷所变,故虽硬而仍少也,亦不可与大承气汤,但与小承气微和胃气而已。盖大承气为下药之峻剂,仲景恐人不当下而误下,或虽当下而过下,故反复辨论如此。而又申之曰:不转矢气者,慎不可攻也。呜呼!仁人之心。可谓至矣!

阳明病,下之,心中懊恼而烦,胃中有燥屎①者,可攻,腹微满,初头硬,后必溏,不可攻之。若有燥屎者,宜大承气汤。

阳明下后,心中懊恼而烦,胃中有燥屎者,与阳明下后,心中懊恼,饥不能食者有别矣②。彼为邪扰于上,此为热实于中也。热实则可攻,故宜大承气。若腹微满,初头硬,后必溏者,热而不实,邪未及结,则不可攻,攻之必胀满,不能食也。

阳明病,谵语,发潮热,脉滑而疾者,小承气汤主之。因与承气汤一升,腹中转矢气者,更服一升;若不转矢气,勿更与之。明日不大便,脉反微涩者,里虚也,为难治,不可更与承气汤也。

①【注文浅释】
燥屎不同于一般的大便硬,是热邪与糟粕煎熬抟结日久而成,是阳明燥结之重证,治不及时,极易导致肠腑闭阻或阴液枯竭的危候。

②【医理探微】
针对"心中懊恼",尤氏将此与阳明栀子豉汤证作比较,具有一定意义。此为阳明腑实证,热与宿便相结;后者是下后热郁胸膈,病位在上,病情轻浅。

① 【医理探微】

阳明病，谵语，发潮热，脉滑而疾，阳明实热燥结证俱，其治不用大承气汤而用小承气汤，乃因"脉滑而疾"的缘故。盖大承气汤证邪结最重，脉必沉实有力，此脉滑而疾，说明热势散漫，燥热结实而未甚。治宜先行轻下，与小承气汤试探之。

② 【注文浅释】

俟（sì）：等待之意。

③ 【医理探微】

本条讲述大小承气汤的使用方法，下法绝非简单的大便硬即可用，还应综合其他因素，特别是小便，反映了体内津液的存亡及不大便的属性。尤氏在此详加说明，值得后学注意。

④ 【注文浅释】

上条言小便量，本条言小便颜色，对不大便性质判断都有重要意义。综观条文来看，其小便黄赤应是承气汤应用的指征，与后小便清构成鲜明对比，是承后省略的笔法。

谵语发潮热，胃实之征也。脉滑而疾，则与滑而实者差异矣，故不与大承气，而与小承气也①。若服一升而转矢气者，知有燥屎在胃中，可更服一升；若不转矢气者，此必初硬后溏，不可更与服之，一如前二条之意也。乃明日不大便，而脉反微涩，则邪气未去，而正气先衰，补则碍邪，攻则伤正，故曰难治。便虽未通，岂可更以承气攻之哉？

得病二三日，脉弱，无太阳柴胡证，烦躁，心下硬，至四五日，虽能食，以小承气汤少少与，微和之，令小安。至六日，与承气汤一升。若不大便六七日，小便少者，虽不能食，但初头硬，后必溏，未定成硬，攻之必溏，须小便利，屎定硬，乃可攻之，宜大承气汤。

伤寒能食者，为胃热而不实；不能食者，为胃热而实。而胃实之证，小便数者，可攻；小便少者，则不可攻。得病二三日，脉不浮而弱，而又无太阳柴胡之证，知其病独在阳明之表也。烦躁心下硬，至四五日不解，则里证复具，故虽能食，亦必以小承气微和胃气。至六日，热渐成实，当更与大承气一升，以尽其病也。若不大便六七日，于法当下，而小便少者，则水谷不分，知其初硬后溏，然虽不能食，亦不可便与攻法，须俟②其小便利，屎硬，然后以大承气与之。夫不大便而津液竭者，不可下，须俟其津液还入胃中，而大便自行；不大便而小便少者，亦不可下，必俟其津液遍渗水道，而后可与下法。盖津液已竭而强攻之，则正虚不复；大便未硬而辄攻之，则邪去不尽。学者不可不审，而轻用下药也③。

伤寒不大便六七日，头痛有热者，与承气汤。其小便清者④，知不在里，仍在表也，当须发汗。若头痛者，必衄，宜桂枝汤。

太阳风寒外束，令人头痛；阳明热气上冲，亦令人头痛。伤寒不大便六七日,头痛有热证者,知其热盛于里,而气蒸于上,非风寒在表之谓矣,故可与承气汤下之。然热盛于里者,其小便必短赤。若小便清者,知其热不在于里,而仍在于表,当以桂枝汤发其汗,而不可以承气汤攻其里也。若头痛不除者,热留于经,必发鼻衄。"宜桂枝汤"四字,疑在"当须发汗"句下。此条从太阳篇中移入。

汗出谵语者,以有燥屎在胃^①中,此为风也,须下之,过经乃可下之。下之若早,语言必乱,以表虚里实故也。下之则愈,宜大承气汤。

汗出谵语,谓风未去表,而胃已成实也,故曰有燥屎在胃中。又曰:此为风也,须下之,过经乃可下之。见胃实须下,而风未去表,则必过经而后可下。不然,表间邪气又将入里,胃益增热,而语言错乱矣。表虚里实,即表和里病之意,言邪气入而并于里也。《外台》云:里病表和,下之则愈,汗之则死。故宜大承气以下里实。

阳明病,不能食^②,攻其热必哕。所以然者,胃中虚冷故也。以其人本虚,故攻其热必哕。

天之邪气,中人则同;而人之脏气,虚实则不同。

此下三条,乃为阳明病之中虚不足者设也。阳明病,当攻其热,而胃中虚冷不能食者,则不可攻其热。攻之则中寒益甚,而气乃上逆,故必作哕。哕,呃逆也。以下不可攻之证,凡七条。

伤寒呕多,虽有阳明证,不可攻之。

夫阳明病,心下硬满者,不可攻之。攻之利遂不止者,死;利止者,愈。

阳明病,面合赤色,不可攻之。攻之必发热色黄,小便不利。

阳明虽有可下之例,然必表证全无,而热结在肠中

①【注文浅释】
胃,实指肠,源自"大肠小肠皆属于胃"。

②【注文浅释】
此处不能食与腑实壅滞不能食不可同日而语,仲景言"攻其热必哕",隐含临证需注意两者之间鉴别之意。

者,方可攻之。若呕多者,邪在膈也;心下硬满者,邪未下于胃也;面合赤色者,邪气怫郁在表也,故皆不可攻之。攻之则里虚而热入,其淫溢于下者,则下利不止;其蓄聚于中者,则发热色黄,小便不利。其或幸而不死者,邪气竟从下夺而愈耳,然亦难矣![1]

阳明病,脉迟,食难用饱,饱则微烦,头眩,必小便难,此欲作谷疸。虽下之,腹满如故。所以然者,脉迟故也。

脉迟者,气弱而行不利也。气弱不行,则谷化不速;谷化不速,则谷气郁而生热,其热上冲,则作头眩[2]。气上冲者,不下走,则小便难。而热之郁于中者,不得下行浊道,必将蒸积为黄,故曰欲作谷疸。然以谷气郁而成热,而非胃有实热,故虽下之,而腹满不去,不得与脉数胃实者同论也。

阳明病,本自汗出,医更重发汗,病已瘥,尚微烦不了了者,此大便必硬故也。以亡津液,胃中干燥,故令大便硬。当问其小便日几行,若本小便日三四行,今日再行,故知大便不久出。今为小便数少,以津液当还入胃中,故知不久必大便也。

阳明病不大便,有热结与津竭两端。热结者,可以寒下,可以咸软;津竭者,必津回燥释,而后便可行也。兹已汗复汗,重亡津液,胃燥便硬,是当求之津液,而不可复行攻逐矣。小便本多而今数少,则肺中所有之水精,不直输于膀胱,而还入于胃腑,于是燥者利润,硬者得软,结者得通,故曰不久必大便出。而不可攻之意,隐然言外矣。

阳明病,自汗出,若发汗,小便自利者,此为津液内竭,虽硬,不可攻之,当须自欲大便,宜蜜煎导而通之。若土瓜根及大猪胆汁,皆可为导。

---

[1] 【医理探微】
不可攻三条,戒律森严,不只太阳之表、少阳半表半里、阳明无形热盛禁攻,即或阳明兼有上述诸证亦不可攻,需有先后治疗之规矩。

---

[2] 【注义浅释】
此头眩是谷气不化,浊阴上蔽清空所致,俗称"醉饭",其根本在中虚不运。

前条汗多复汗,亡津液。大便硬者,已示不可攻之意。谓须其津液还入胃中,而大便自行,此条复申不可攻之戒,而出蜜煎等润导之法。何虑之周,而法之备也①。总之津液内竭之人,其不欲大便者,静以需之;其自欲大便者,则因而导之。仲景成法,后人可以守之而无变也。

蜜煎导方

蜜七合,一味,内铜器中,微火煎之,稍凝似饴状,搅之,勿令焦著,欲可丸,并手捻作挺,令头锐,大如指,长二寸许,当热时急作,冷则硬。以纳谷道中,以手急抱。欲大便时,乃去之。

猪胆汁方

大猪胆一枚,泻汁和醋少许,以灌谷道中。如一食顷,当大便出。

跌阳脉②浮而涩,浮则胃气强,涩则小便数,浮涩相搏,大便则艰,其脾为约,麻仁丸主之。

浮者,阳气多;涩者,阴气少。而趺阳见之,是为胃强而脾弱。约,约束也,犹弱者受强之约束,而气馁不用也③。脾不用而胃独行,则水液并趋一处,而大便失其润矣。大黄、枳实、厚朴,所以泻令胃弱;麻仁、杏仁、芍药,所以滋令脾厚。用蜜丸者,恐速下而伤其脾也。盖即取前条润导之意,而少加之力,亦伤寒下药之变法也①。

麻仁丸方

麻仁二升　　芍药半升　　枳实半升　　大黄一斤

杏仁一升　　厚朴一尺，炙，去皮

上六味，为末，炼蜜为丸，桐子大。饮服十丸，日三服，渐加以知为度。

阳明杂治法[①]第三

发黄证治七条

阳明病，无汗，小便不利，心中懊憹者，身必发黄。

阳明病，被火，额上微汗出，小便不利者，必发黄。

邪入阳明，寒已变热，若更被火，则邪不得去，而热反内增矣。且无汗，则热不外越；小便不利，则热不下泄。蕴蓄不解，集于心下而聚于脾间，必恶热，懊憹不安。脾以湿应，与热相合，势必蒸郁为黄矣[②]。额上虽微汗，被火气劫，从炎上之化也，岂能解其火邪哉！

阳明病，发热汗出，此为热越，不能发黄也。但头汗出，身无汗，剂颈而还，小便不利，渴饮水浆者，此为瘀热在里，身必发黄，茵陈蒿汤主之。

热越，热随汗而外越也。热越则邪不蓄而散，安能发黄哉？若但头汗出，而身无汗，剂盖而还，则热不得外达，小便不利，则热不得下泄，而又渴饮水浆，则其热之蓄于内者方炽，而湿之引于外者无已，湿与热得，瘀郁不解，则必蒸发为黄矣。茵陈蒿汤，苦寒通泄，使病从小便出也。

茵陈蒿汤方

茵陈蒿六两　　栀子十四枚，擘　　大黄二两，去皮上三味,以水一斗二升,先煎茵陈,减六升,纳二味,煮取三升,去滓,分温三服。小便当利,尿如皂角汁状,色正赤。一宿腹减,黄从小便去也。

伤寒发汗已,身目为黄,所以然者,以寒湿在里,不解故也,以为不可下也,于寒湿中求之。

伤寒发汗已,热与汗越,不能发黄,而反身目为黄者,以寒湿深入在里,汗虽出,而寒湿不与俱出也。寒湿在里,必伤于脾,脾伤而色外见,则身目为黄。是不可比于瘀热在里之例,而辄用下法也。云于寒湿中求之者,意非温脾燥湿不可耳。^①

伤寒七八日,身黄如橘子色,小便不利,腹微满者,茵陈蒿汤主之。

此则热结在里之证也。身黄如橘子色者,色黄而明,为热黄也;若湿黄则色黄而晦,所谓身黄如熏黄也。热结在里,为小便不利,腹微满,故宜茵陈蒿汤,下热通瘀为主也。

伤寒身黄,热者,栀子柏皮汤主之。

此热瘀而未实之证。热瘀,故身黄。热未实,故发热而腹不满。栀子彻热于上,柏皮清热于下,而中未及实,故须甘草以和之耳。

栀子柏皮汤方

栀子十五枚,擘 甘草一两炙 柏皮二两

上三味,以水四升,煮取一升半,去滓,分温再服。

伤寒瘀热在里,身必发黄,麻黄连翘赤小豆汤主之。

此亦热瘀而未实之证。瘀热在里者,汗不得出而热瘀于里也,故与麻黄、杏仁生姜之辛温,以发越其表;赤小

①【注文浅释】
本条以寒湿发黄为特征,与上条湿热发黄并列、比较,便于理解与掌握。这一安排与当今教材条文不同,在内容逻辑上前后显得不一致,但从临床应用角度,尤氏更胜一筹。这也是尤氏在原文次序做了重新的编排和归类的体现之一。

①【注文浅释】

连轺：即连翘根。今多代用以连翘。

---

②【案例犀烛】

李某，男，7岁，因血尿45天求诊。患儿1个半月前右手中指烧伤感染，半月后出现面浮肢肿，肉眼血尿。在某医院诊为"急性肾小球肾炎"，给以青霉素静滴10天，血尿消失，但停药5天后血尿复发，上法再治无效。症见：溺色鲜红，面浮肢肿，纳呆恶心，舌质红赤，苔薄黄腻，脉滑лиdef。查尿蛋白＋＋，潜血＋＋＋，证属湿热内蕴，下注膀胱。治宜清热利湿、凉血止血。方以麻黄连翘赤小豆汤加凉血化浊之品。服药3剂，肉眼血尿消失，依方化裁，生麻黄改炙麻黄。继服1个月，症状消失，尿检阴性。[《山东中医杂志》，1998，17（1）：34-35]

按：麻黄连轺赤小豆汤原为治疗湿热发黄兼表证而设，而本例用治的肾小球肾炎病人绝无表象存在，可见，应用本方不应受表证有无的约束，阳明病相关理论亦不是专为外感病辨治而设，而是可用于指导杂病的辨治，所谓"六经钤百病"应是对这一现象的最好概括。此外，本方在治疗内伤杂病时，不仅可用于发黄证，更可用治其他疾病，这一应用思路，值得后人深思与效法。

---

③【医理探微】

阳明蓄血与太阳蓄血皆用抵当汤，两证病位不同，证候各异，其治方虽看似相同，但绝非异病同治可比，而是一方多用的具体体现，需仔细分辨。

豆、连轺①、梓白皮之苦寒甘，以清热于里；大枣、甘草，甘温悦脾，以为散湿驱邪之用。用潦水者，取其味薄，不助水气也。合而言之，茵陈蒿汤，是下热之剂；栀子柏皮汤，是清热之剂；麻黄连轺赤小豆汤，是散热之剂也。

麻黄连轺赤小豆汤方②

麻黄二两　生姜二两，切　生梓白皮一升　连轺二两　甘草二两，炙　大枣十二枚，擘　赤小豆一升　杏仁四十粒，去皮尖

上八味，以潦水一斗，先煮麻黄再沸，去上沫，纳诸药，煮取三升，分温三服，半日服尽。

蓄血证治二条

阳明证，其人喜忘者，必有蓄血。所以然者，本有久瘀血，故令喜忘，屎虽硬，大便反易，其色必黑，宜抵当汤③下之。

喜忘，即善忘。蓄血者，热与血蓄于血室也。以冲任之脉，并阳明之经，而其人又本有瘀血，久留不去，适与邪得，即蓄积而不解也④。蓄血之证，其大便必硬，然虽硬而其出反易者，热结在血，而不在粪也。其色必黑者，血瘀久而色变黑也。是宜入血破结之剂，下其瘀血，血去则热亦不留矣。

病人无表里证，发热七八日，虽脉浮数者，可下之。

---

④【医理探微】

尤氏对阳明蓄血形成之解释有欲深反悔之嫌。其言蓄血是热与血蓄于血室尚属平实，但将热与血结之血与本有之瘀血分开理解则属牵强。一般认为素有瘀血体质是易形成热与血结的根源。

假令已下,脉数不解,合热则消谷善饥,至六七日不大便者,有瘀血也,宜抵当汤。若脉数不解,而下不止,必协热而便脓血也。

无表里证,与前第二十二条同。发热七八日,而无太阳表证,知其热盛于内,而气蒸于外也,脉虽浮数,亦可下之,以除其热,令身热去,脉数解则愈。假令已下,脉浮去而数不解,知其热不在气而在血也。热在血,则必病于血,而其变亦有二;合,犹并也,言热气并于胃,为消谷善饥,至六七日不大便者,其血必蓄于中;若不并于胃,而下利不止者,其血必走于下。蓄于中者,为有瘀血,宜抵当汤,结者散之,亦留者攻之也;走于下者,为协热而便脓血,则但宜入血清热而已。

卷五　少阳篇

清　饲鹤山人尤怡在泾注
鄞县曹赤电炳章圈点

辨列少阳条例大意

少阳居表里之间,当肓膜之处,外不及于皮肤,内不及于脏腑,汗之而不从表出,下之而不从里出,故有汗吐下之戒。而惟小柴胡一方,和解表里[①],为少阳正治之法[②],凡十六条。其次则有和解而兼汗下之法。谓证兼太阳之表,则宜兼汗;或证兼阳明之里,则宜兼下。如柴胡加桂枝汤、柴胡加芒硝汤、大柴胡汤、柴胡桂枝汤[③]等方是也。夫有汗下之禁,而或汗之,或下之,此亦少阳权变法也,凡四条。又其次为刺法,如纵横胁满、合、并之病,当刺期门、大椎、肺俞、肝俞诸穴是也,凡四条。

①【注文浅释】
和解表里不能理解为表里俱治。

②【浅文注释】
少阳病邪在半表半里,以和解为治疗大法,为少阳正治之法,而禁用汗、吐、下三法。

③【临证新传】
柴胡加桂枝汤与柴胡桂枝汤主治之证有别,当细究之,尤氏分列对比,殊有深意。

少阳正治法第一

少阳证一条

少阳之为病,口苦,咽干,目眩也。

足少阳,胆也。胆盛精汁三合,而其味苦,胆受邪而热,其气上溢,故口苦。咽门者,肝胆之候;目锐眦者,胆脉之所起,故咽干目眩也。①

小柴胡汤证八条

伤寒五六日,中风,往来寒热,胸胁苦满,默默不欲饮食,心烦喜呕,或胸中烦而不呕,或渴,或腹中痛,或胁下痞硬,或心下悸,小便不利,或不渴,身有微热,或咳者,与小柴胡汤主之。②

伤寒五六日,中风者,言或伤寒五六日,传至少阳,或少阳本经,自中风邪,非既伤寒五六日,而又中于风也。往来寒热者,少阳居表里之间,进而就阴则寒,退而从阳则热也。胸胁苦满者,少阳之脉,其直者,从缺盆下腋,循胸过季胁故也。默默不欲饮食,心烦喜呕者,木火相通,而胆喜犯胃也。或者,未定之辞。以少阳为半表半里,其气有乍进退之机,故其病有或然或不然之异。而少阳之病,但见有往来寒热,胸胁苦满之证便当以小柴胡和解表里为主,所谓伤寒中风,有柴胡证,但见一证便是,不必悉具是也。此条自太阳篇移入。

小柴胡汤方

柴胡半斤　黄芩三两　人参三两　甘草三两

生姜三两　半夏半升,洗　大枣十二枚擘

上七味,以水一斗二升,煮取六升,去滓,再煎取三升,温服一升,日三服。

加减法:

若胸中烦而不呕,去半夏、人参,加栝蒌实一枚。

胸中烦而不呕者,邪聚于膈而不上逆也。热聚则不得以甘补,不逆则不必以辛散,故去人参、半夏,而加栝蒌

①【医理探微】

火性炎上,邪犯少阳,胆火上扰清窍则发为诸症。尤氏就条文字面意思作了解读,学习过程中还应由此及彼,举一反三,胆火上炎能犯及口、咽等,亦能侵扰鼻、耳等孔窍,见及鼻塞、鼻干、耳聋、耳鸣等。

②【临证薪传】

研读本条,当明白下述内容:作为少阳病正治法之一的小柴胡汤证不是少阳病正治法的全部,此其一。小柴胡汤证以往来寒热、胸胁苦满、默默不欲饮食、心烦喜呕为常见之证,但不是必见之证,临床甚至亦有见或有症之一而用小柴胡者,反映了证候表现的多样性,所谓"但见一证便是",这一理念影响深远,谨记之,此其二。

实之寒，以除热而荡实也。

若渴者，去半夏，加人参合前成四两半，栝蒌根四两。

渴者，木火内烦，而津虚气燥也。故去半夏之温燥，而加人参之甘润，栝蒌根之凉苦，以彻热而生津也。

若腹中痛者，去黄芩，加芍药三两。

腹中痛者，木邪伤土也。黄芩苦寒，不利脾阳；芍药酸寒，能于土中泻木，去邪气，止腹痛也。

若胁下痞硬，去大枣，加牡蛎四两。

胁下痞硬者，邪聚少阳之募。大枣甘能增满，牡蛎咸能软坚。好古云：牡蛎以柴胡引之，能去胁下痞也。

若心下悸，小便不利者，去黄芩，加茯苓四两。

心下悸，小便不利者，水饮蓄而不行也。水饮得冷则停，得淡则利，故去黄芩，加茯苓。

若不渴，外有微热者，去人参加桂三两。温覆取微汗愈。

不渴外有微热者，里和而表未解也，故不取人参之补里，而用桂枝之解外也。

若咳者，去人参、大枣、生姜，加五味子半升，干姜二两。

咳者，肺寒而气逆也。《经》曰：肺苦气上逆，急食酸以收之。又曰：形寒饮冷则伤肺。故加五味之酸，以收逆气；干姜之温，以却肺寒；参、枣甘壅，不利于逆；生姜之辛，亦恶其散耳。

血弱气尽，腠理开，邪气因入，与正气相搏，结于胁下，正邪分争，往来寒热，休作有时，默默不欲饮食。脏腑相连，其痛必下，邪高痛下，故使呕也，小柴胡汤主之。服柴胡汤已，渴者，属阳明也，以法治之。

血弱气尽，腠理开，谓亡血、新产、劳力之人，气血不足,腠理疏豁,而邪气乘之也①。邪入必与正相搏,而结于胁下,胁下者,少阳之募②。而少阳者,阴阳之交也。邪气居之,阴出而与邪争则寒,阳入而与邪争则热。阴阳出入,各有其时,故寒热往来,休作有时也。默默不欲饮食,义如上条。脏腑相连四句,是原所以邪入结之故。谓胆寄于肝,地逼气通③,是以其邪必从腑而入脏,所谓其痛必下也。邪高,谓病所来处;痛下,谓病所结处。邪欲入而正拒之,则必上逆而呕也。至其治法,亦不出小柴胡和解表里之法。服后邪解气和,口必不渴,若渴者,是少阳邪气复还阳明也。以法治之者,谓当从阳明之法,而不可复从少阳之法矣,此亦从太阳篇移入。

　　伤寒四五日,身热恶风,颈项强,胁下满,手足温而渴者,小柴胡汤主之。

　　此条类似太阳与少阳并病④。以太阳不得有胁下满,少阳不得有颈项强,且手足温而渴,知其邪不独在表,而亦在里也。欲合表里而并解,则非小柴胡不可耳。亦太阳篇移入。

　　伤寒中风,有柴胡证,但见一证便是,不必悉具。⑤

① **【注文浅释】**

尤氏之释未能跳出顺文释义窠臼。果如尤氏所释"血弱气尽"之义,则证应属里虚兼少阳了,焉有攘外不先安内之理! 故此处"血弱气尽"只是正气相对不足的互辞,与"邪之所凑,其气必虚"之"虚"意蕴相同。

② **【注文浅释】**

胁下为少阳所主部位,邪结胁下,经气不利。少阳之募当为胆经之日月穴,其在乳头下第7肋间隙,并不在胁下,所以,此说更多是用来指代胁肋部位。

③ **【注文浅释】**

"地逼"一词,出自宋代刘克庄"地逼碍容足,天低碍举头"诗句,原是形容所处之地极狭小,仅能立足。地逼气通,这里指代胆与肝相连位置挨近,病理上肝胆气相互影响。

④ **【医理探微】**

此条除尤氏讲太阳、少阳证并见,身热恶风,颈项强,属太阳表证;胁下满,属半表半里之少阳证;但亦有阳明的特征,手足温而渴属阳明里证。故而本条为三阳证同见,却治从少阳,以小柴胡汤和解为治,可使枢机运转而表里上下宣畅畅达,则三阳之邪均可得解。

⑤ **【临证薪传】**

"但见一证便是"历代诠释众多,其意亦当深究。不少研究者纠结于"一证"之具体所指,有言是小柴胡汤证四大主证之一者,亦有认为是见到某一兼见证者,其实诸说皆显机械。考仲景原意意在强调临床证候表现的多样性,验之临床,某证的存在既有证候表现俱全者,亦有表现不全者,甚至更有极端表现为一两个症状、体征者,临证当仔细分辨。

前所述小柴胡汤及少阳提纲证症状,为小柴胡汤的主要适应证,后世称为"柴胡证"。为执简驭繁,张仲景提出"但见一证便是,不必悉具",并且举出许多"但见一证便是"具体应用的条文加以例证,但这并不代表临证应用不要具体分析。结合"太阳病篇"下后诸变证治八条中"脉迟浮弱,恶风寒,手足温,医二三下之,不能食而胁下满痛,面目及身黄,颈项强,小便难",酷似少阳病柴胡证,实乃太阴虚寒证误下后的变证,误用小柴胡汤不但病情得不到好转,反而会出现"下重"与"哕"的证情加重的表现。

所以,小柴胡汤应用时不仅应参以症状,更需要明确相关症状表现应符合少阳病病理特征。

① 【案例犀烛】

男，36 岁，诉发热 4 日，先一阵恶寒，续而感到颜面烘热，后少量汗出，烘热稍减（但体温不减，38.5℃左右），须臾又寒热反复循环，鼻流清涕，唇上出现疱疹，全身骨节疼痛，苔薄白腻，脉数。处方：柴胡 15 克，淡黄芩 12 克，制半夏 10 克，生姜 9 克，党参 10 克，甘草 6 克，大枣 5 枚，葛根 10 克，藿香 10 克。并嘱其用青皮鸭蛋清外擦疱疹处。服药当晚汗出，体温退，3 剂而愈。[《现代中西医结合杂志》，2008，17（19）：3001]

按：外感病史，寒热交替发作，属少阳寒热往来，虽未有其他少阳枢机不利表现，遵"但见一证便是"之则，用小柴胡汤加减获效。少阳有发热，其与太阳、阳明病不同：太阳病为恶寒发热并见，阳明病但热不寒，少阳病是寒热交替出现。

② 【临证薪传】

"阳脉涩，阴脉弦"，是以脉象言病机。阳脉涩，"涩"示不足，说明阳气虚少；阴脉弦，"弦"示有余，说明阴寒较盛。《素问·痹论》云："痛者，寒气多也。有寒，故痛也。"故"腹中急痛"，首先应考虑是中焦虚寒。当先与小建中汤温建中焦，祛寒止痛。同时寓有补土御木之法，扶正祛邪之义。若服汤后不差者，当从脉"弦"而辨，属少阳为病，木邪乘土，继用小柴胡汤和解少阳。

除理解其意外，更要通过脉象变化来确定治疗的先后策略与思路，这对临床应用颇有启示。

柴胡证①，如前条所谓往来寒热、胸胁苦满等证是也。伤寒中风者，谓无论伤寒中风，有柴胡证者，但见一证，便当以小柴胡和解之。不可谓其不具，而以他药发之也。前条云：身热恶风，颈项强，胁下满者，与小柴胡不与桂枝即此意。亦太阳篇移入。

凡柴胡汤病证而下之，若柴胡证不罢者，复与柴胡汤。必蒸蒸而振，却发热汗出而解。

柴胡证不应下而反下之，于法为逆，若柴胡证不罢者，仍宜柴胡汤和解。所谓此虽已下，不为逆也，蒸蒸而振者，气从内达，邪从外出，有战胜之义焉，是以发热汗出而解也。亦太阳篇移入。

伤寒，阳脉涩，阴脉弦，法当腹中急痛者，先与小建中汤。不瘥者，与小柴胡汤主之。

阳脉涩，阳气少也；阴脉弦，阴有邪也。阳不足而阴乘之，法当腹中急痛，故以小建中汤，温里益虚散阴气。若不瘥，知非虚寒在里，而是风邪内干也，故当以小柴胡汤，散邪气止腹痛②。亦太阳篇移入。

伤寒五六日，头汗出，微恶寒，手足冷，心下满，口不欲食，大便硬，脉细者，此为阳微结，必有表复有里也。脉沉，亦在里也。汗出为阳微。假令纯阴结，不得复有外证，悉入在里。此为半在里，半在外也。脉虽沉紧，不得为少阴病。所以然者，阴不得有汗，今头汗出，故知非少阴也，可与小柴胡汤。设不了了者，得屎而解。

头汗出，微恶寒，为表证；手足冷，心下满，口不欲食，大便硬，脉细，为里证。阳微结者，阳邪微结，未纯在里，亦不纯在表，故曰必有表，复有里也。伤寒阴邪中于阴者，脉沉；阳邪结于里者，脉亦沉。合之于证，无外证者，为纯在里；有外证者，为半在表也。无阳证者，沉为在阴；

有阳证者,沉为在里也。夫头为阳之会,而阴不得有汗,今脉沉紧而头汗出,知其病不在少阴,亦并不纯在表,故可与小柴胡汤,合外内而并治之耳。设不了了者,必表解而里未和也,故曰得尿而解。

本太阳病不解,转入少阳者,胁下硬痛,干呕不能食,往来寒热,尚未吐下,脉沉紧者,与小柴胡汤。若已吐下、发汗、温针、谵语,柴胡汤证罢,此为坏病,知犯何逆,以法治之。

本太阳脉浮、头痛、恶寒之证,而转为胁下硬满,干呕不能食,往来寒热者,太阳不解,而传入少阳也。尚未吐下,不经药坏者,脉虽沉紧,可与小柴胡以和之。以证见少阳,舍脉而从证也①。或云脉沉紧,连上未吐下看,言尚未经吐下,与脉未至沉紧者,知其邪犹在经,可与小柴胡以和之。或云沉当作浮。前阳明篇第四十八条云,"病过十日,脉续浮者,与小柴胡汤"是也并通。若已吐下、发汗、温针,迭伤津液,胃燥谵语,而胁下硬满、干呕等证反罢者,此众法尽投,正已大伤,而邪犹不解,谓之坏病。非小柴胡所得而治者,须审其因犯何逆,随证以法治之。

少阳汗吐下之禁二条

伤寒,脉弦细,头痛发热者,属少阳。少阳不可发汗,发汗则谵语。此属胃,胃和则愈,胃不和,则烦而悸。

《经》曰:少阳之至,其脉弦。故头痛发热者,三阳表证所同②。而脉弦细,则少阳所独也③。少阳经兼半里,热气已动,是以不可发汗,发汗则津液外亡,胃中干燥,必发谵语。云此属胃者,谓少阳邪气并干阳明胃腑也。若邪去而胃和则愈。设不和,则木中之火,又将并入心脏,而

① 【医理探微】
是"脉沉紧",脉沉是相对太阳脉浮而言,表示病已去表而转入少阳。脉紧,非少阳主脉,故尤氏言舍脉而从证,其实这里弦脉之甚者类似紧,表示邪结较甚,所以舍脉之说不完全正确,当连贯分析看待。通过脉症合参,判断病在少阳。

② 【医理探微】
三阳病皆有头痛发热,若兼脉浮,是病在太阳之表,治宜汗解;若兼脉大,为病在阳明之里,治宜清下;若兼脉弦,以两侧为甚,如本条所述,故病在少阳。

③ 【案例犀烛】
孙某,女,40岁,形虽不丰而并无慢性疾患,惟苦偏头痛时作时止,一月数发,或在左侧,或偏右侧。常备麦角胺咖啡因片,每发辄服,似能减轻,终不能愈。经友人介绍来诊。诊见脉小弦,右手较软。舌质淡,苔薄白微腻。考虑头之偏侧为少阳经循行之地,头痛偏于两侧,其病必在少阳。兼之脉小而弦,为少阳经气不舒,舌苔微腻乃稍兼湿浊之象。治拟小柴胡汤扶持中气、舒展少阳,加晚蚕沙、僵蚕、川芎以化痰除浊、通络止痛。(摘自《三十年临证探研录》,作者邹孟城)

按:少阳头痛以两侧为甚,缘于少阳经循行头两侧部位,故可用清少阳胆热治之。三阳病皆可头痛,但疼痛所在部位不同,临床应加以区别:太阳头痛以项背部为甚,阳明以前额部为甚,少阳以两颞为甚。

①【临证薪传】

耳聋目赤,胸满而烦,此为郁热在少阳经。这一症状要结合太阳篇"两耳无所闻"理解更全面:耳聋有虚实之分,寒热之异,太阳病发汗过多,病人叉手自冒心,心下悸欲得按,两耳无所闻,为心阳损伤的虚寒证。本条是目赤胸满耳聋,乃少阳风火上扰,清窍不利的热实证。后世治疗耳聋属热属实的多从少阳,亦源于此条的辨证。

【案例犀烛】

马某,女,45岁,2004年12月诊,右耳聋5日。病人5日前因感冒头痛、发热、咽痛,右耳胀痛嗡嗡响,随即听力下降,心急如焚,五官科检查提示右侧听神经损伤,诊断为突发性耳聋,口服西药、中成药不效。刻诊:右耳嗡嗡响,听力极差,心烦躁扰不宁,胸胁胀痛,面红目赤,舌红苔稍黄,脉弦数。药用:柴胡15克,黄芩12克,清半夏10克,党参12克,炙甘草、生姜各5克,大枣4枚,栀子10克,磁石20克。服上方3剂,诸症减轻,听力改善,大便略溏,去栀子继服9剂而告愈。[《辽宁中医杂志》,2005,32(12):1305]

按:肾开窍于耳,耳病多责此,但少阳经脉起于目锐眦,走于耳中,少阳有邪亦可波及耳而致病。二者区别在于前者多虚证,后者多实证。本案为少阳经气不利,火热上扰清窍,壅滞所致耳聋,故用小柴胡加减清除少阳胆火而愈。

②【医理探微】

"伤寒三日"三阴是否受邪,不仅需要参考发病日数,更重要的是取决于病邪之轻重、正气之

为烦为悸矣。

少阳中风,两耳无所闻,目赤,胸中满而烦者,不可吐下,吐下则悸而惊。

此少阳自中风邪之证,不从太阳传来者也。少阳之脉,起于目锐眦,其支从耳后入耳中,以下胸中。少阳受邪,壅热于经,故耳聋目赤,胸中满而烦也①。是不在表,故不可吐;复不在里,故不可下。吐则伤阳,阳虚而气弱则悸;下则伤阴,阴虚而火动则惊。

辨少阳邪气进退之机四条

伤寒六七日,无大热,其人躁烦者,此为阳去入阴故也。

邪气在表则发热,入里则躁烦。伤寒六七日,外无大热,而其人躁烦者,邪气去阳而之阴也。去,又训作往,言阳邪往入阴中也。

伤寒三日,三阳为尽,三阴当受邪。其人反能食而不呕,此谓三阴不受邪也。

伤寒一日太阳,二日阳明,三日少阳,四日当传太阴,《内经》伤寒传变之常法然也。阳邪传阴,则当呕而不能食。若其人反能食,不呕,则邪气不传于阴,将从阳而解也。②

伤寒三日,少阳脉小者,欲已也。

伤寒三日,少阳受邪,而其脉反小者,邪气已衰,其病欲解而愈。《经》云:大则病进,小则病退,此之谓也。

强弱以及治疗当否等因素,临证应以脉证为据。如果病人表现能食不呕,说明正气相对较旺,脾胃气和,疾病没有发生传变,故曰"此为三阴不受邪也"。若传入三阴,病人食欲则会受到影响。

少阳病，欲解时，从寅至辰上。

少阳，胆木也，从寅至辰，为木旺之时，故其病欲解。必于是三时，亦犹太阳之解于巳午未，阳明之解于申酉戌也。

少阳权变法第二

柴胡桂枝汤证一条

伤寒六七日，发热微恶寒，支节烦疼，微呕，心下支结，外证未去者，柴胡桂枝汤主之。

发热，微恶寒，支节烦疼，邪在肌表，所谓外证未去也。伤寒邪欲入里，而正不容则呕。微呕者，邪入未多也。支结者，偏结一处，不正中也，与心下硬满不同。此虽表解，犹不可攻，况外证未去者耶。故以柴胡、桂枝合剂，外解表邪，内除支结，乃七表三里之法也[①]。

柴胡桂枝汤方

柴胡半两　桂枝半两　甘草一两，炙　黄芩半两　人参半两
半夏二合半　白芍半两　生姜一两半　大枣六枚，擘
上九味，以水七升，煮取三升，去滓，温服。

柴胡桂枝干姜汤证一条

伤寒五六日，已发汗而复下之，胸胁满微结，小便不利，渴而不呕，但头汗出，往来寒热，心烦者，此为未解也，柴胡桂枝干姜汤主之。

王叔和本在太阳篇中，今移置此。

①【临证薪传】

此方即小柴胡汤与桂枝汤的合方，为两解太少之轻剂，用于少阳病兼太阳之表。对于本方应用，引用《伤寒论求是》内容以兹说明：日本人相见氏使用颇有心得，他以本方加重芍药治疗癫痫取得较好疗效，并能治自主神经失调证，如神经症、失眠症、神经痛、神经麻痹等。相见氏所以能够打破常规，取得新的进展，是在《伤寒论》理论指导下，从大量临床实践中发现的。他看到大部分癫痫病人都有胸胁苦满与腹肌挛缩同时存在的腹证，于是采用小柴胡汤与桂枝加芍药汤合方治疗，收到比较满意的疗效。以后不管有无上述腹证，凡是癫痫均使用该方，同样收到了疗效。这似乎不符合《伤寒论》辨证论治的原则，相见氏提出"休作有时"是小柴胡汤证审证要点之一，他体会所有发作性疾病都是小柴胡汤证，因此，癫痫发作本身就符合柴胡桂枝汤证。因芍药主治结实挛缩，癫痫的痉挛性质也是芍药的适应证，所以重用芍药亦寓有辨证精神。再则"血弱气尽"，相当于小建中汤证的"阴阳俱虚"，所以二方合用，能治自主神经失调证。

①【医理探微】

尤氏解读本条所述之证为郁热在内,表里症同见,且提出用三表七里之法,看似说理深透,其实未得要领。释文中对小便不利、但头汗出、身无汗的理解不足,该组症状反映了水饮停结于内的病理,即因少阳枢机不利,三焦决渎失职,水饮停积于内。盖因气化不利则小便不利,水饮与郁热相结,不能外达而上蒸,则但头汗出,身无汗。因此,本证实为少阳病兼水饮内结之证。治宜和解枢机、温化水饮。方中桂枝、干姜既非用于解表,亦非用于散胸中之结,而是为温化水饮所需。

②【医理探微】

本条为少阳兼阳明里实证,是少阳为主,阳明潮热实证为辅,治以少阳兼顾阳明,以小柴胡汤和解为主,兼用芒硝泻热散结。

汗下之后,胸胁满微结者,邪聚于上也。小便不利,渴而不呕者,热胜于内也。伤寒汗出,周身漐漐,人静不烦者,为已解。但头汗出而身无汗,往来寒热,心烦者,为未欲解。夫邪聚于上,热胜于内,而表复不解,是必合表里以为治。柴胡、桂枝,以解在外之邪;干姜、牡蛎,以散胸中之结;栝蒌根、黄芩,除心烦而解热渴;炙甘草佐柴胡、桂枝以发散,合芩、栝蒌、姜、蛎以和里,为三表七里之法也。①

柴胡桂枝干姜汤方

柴胡半斤　桂枝三两　干姜二两　黄芩三两　栝蒌根四两
牡蛎三两,熬　甘草二两,炙

上七味,以水一斗二升,煮取六升,去滓,再煎取三升。温服一升,日二服。初服微烦,复服汗出愈。

柴胡加芒硝汤证一条

伤寒十三日不解,胸胁满而呕,日晡所发潮热,已而微利。此本柴胡证,下之而不得利,今反利者,知医以丸药下之,非其治也。潮热者,实也,先宜小柴胡汤以解外,后以柴胡加芒硝汤以治其里也。

此少阳经邪兼阳明内实之证。少阳病在经,故胸胁满而呕,所谓柴胡证也。下之而三字,疑衍。凡柴胡证不得利,今反利者,知医以丸药下之,为医之误,非病之情也,潮热者,阳明之实也,实则可下,而证兼少阳,则不可下,故先宜小柴胡以解其外,后以柴胡加芒硝汤,以治其里②。亦如下条之先与小柴胡,后与大柴胡之例也。亦太阳篇移入。

尚从善云:此本柴胡证,下之而不得利,仲景谓此本柴胡证,医设以大柴胡汤下之,则表里俱解,何至有下利之证云。

柴胡加芒硝汤方

于小柴胡汤内加芒硝六两。余依前法服,不解更服。

大柴胡汤证一条

太阳病,过经十余日,反二三下之,后四五日,柴胡证仍在者,先与小柴胡汤。呕不止,心下急,郁郁微烦者,为未解也①,与大柴胡②下之则愈。

太阳病,过经十余日,而有柴胡证,乃邪气去太阳之阳明,而复之少阳也。少阳不可下,而反二三下之,于法为逆。若后四五日,柴胡证仍在者,先与小柴胡汤。所谓柴胡汤病证而下之,若柴胡证不罢者,复与柴胡是也。若服汤已,呕不止,心下急,郁郁微烦者,邪气郁滞于里,欲出不出,欲结不结,为未解也。与大柴胡以下里热则愈,亦先表后里之意也。

此条自太阳篇移入。

大柴胡汤方③

柴胡八两　半夏八两　黄芩三两　生姜五两　枳实四枚

①【医理探微】

尤氏注解为表里并治之剂,但此表指少阳,里指阳明。证以呕不止,心下急,邪结较重,属少阳重证,但从用大黄、枳实等看出阳明里实腑气不通亦很明显,故本证为少阳郁滞既重,阳明壅滞亦盛之证。

②【临证薪传】

大柴胡汤为仲景群方中开郁泻火之方,其既能开泄肝胆之郁热,又能下阳明之实热,既治气分,又调血分。临床多用于胆胃气机壅滞的热实证,凡属气火交郁的实性病变,其腹胀或腹痛往往急迫剧烈,如急性胆囊炎、急性胰腺炎等皆可考虑应用。

本方与柴胡加芒硝汤皆为少阳兼阳明里热证,前者少阳兼见阳明之证殊重,治法以通腑泻实为主;后者偏重少阳,用芒硝意在清肠润燥。

③【案例犀烛】

刘某,男,1996 年 6 月 13 日初诊。1 周前鼻塞流涕,身热,测体温 37.6℃,服感冒颗粒后外感证微解,但仍身热不除,每于午后潮热面赤、头痛,两胁不适,大便 3 日不行,舌红、苔薄黄,脉弦有力。处以小柴胡加芒硝泻热散结。

杨某,女,76 岁。患慢性胆囊

炎急性发作,右上腹痛连及胸胁,寒热交作,呻吟不止,莫非氏点压痛呈强阳性,大便 3 天未行,舌红、苔黄燥,脉弦有力,体温 38℃。以胸胁痛,寒热交作,兼见大便未行,苔黄燥,判为少阳阳明同病,胆胃气机失和,处以大柴胡汤。

按:少阳阳明同病有侧重少阳、阳明之不同,其治法方药有异。刘姓案例除少阳证外,更兼午后潮热,但腑气不通相对轻浅,故用小柴胡加芒硝清热散结;杨某案胆胃气机壅滞较重,里实不通明显,病势较急,故在和解少阳时,急通阳明,以截断病情发展。

结合前述小柴胡汤亦可治疗少阳阳明同病的案例,不难领悟少阳阳明同病的治疗理路。概括而言,似应包括如下方面:一是应注意病偏少阳、阳明的不同;二是应分清阳明无形燥热与腑实内结的不同。

芍药_{三两} 大枣_{十二枚,擘} 大黄_{二两,酒浸}

上八味,以水一斗二升,煮取六升,去滓,再煎取三升。温服一升,日三服。

按:大柴胡有柴胡、生姜、半夏之辛而走表,黄芩、芍药、枳实、大黄之苦而入里,乃表里并治之剂。而此云大柴胡下之者,谓病兼表里,故先与小柴胡解之,而后以大柴胡下之耳。盖分言之,则大小柴胡,各有表里;合言之,则小柴胡主表,而大柴胡主里。古人之言,当以意逆,往往如此。

少阳刺法第三

刺法四条

伤寒腹满谵语,寸口脉浮而紧,此肝乘脾也,名曰纵。刺期门。

伤寒发热,啬啬恶寒,大渴欲饮水,其腹必满,自汗出,小便利,其病欲解,此肝乘肺也,名曰横。刺期门。

腹满谵语,里之实也,其脉当沉实,而反浮紧,则非里实,乃肝邪乘脾,气窒而热也。纵,直也。以肝木制脾土于理为直,故曰纵。发热恶寒,表有邪也,其病不当有渴,而反大渴,则非内热,乃肝邪乘肺,气郁而燥也,以里无热,不能消水,故腹满而汗出,小便利,则肺气以行,故愈。横,不直也。以木畏金而反乘金,于理为曲,故曰横。二者俱泻肝邪则愈,故刺期门。期门,肝之募也。设不知而攻其实热则误矣。此病机之变,不可不审也。

太阳与少阳并病,头项强痛,或眩冒,时如结胸,心下痞硬者,当刺大椎第一节、肺俞、肝俞,慎不可发汗。发汗则谵语，脉弦，五六日，谵语不止，当刺期门。

太阳少阳并病，心下硬，颈项强而眩者，当刺大椎、肺俞、肝俞，慎勿下之。

太阳之脉，其直者，从巅入络脑，还出别下项。少阳之脉，起目锐眦，上抵头角，其内行者，由缺盆下胸中，贯膈，络肝属胆。故头项强痛者，太阳之邪未罢；或眩冒，时如结胸，心下痞硬者，少阳之邪方盛也。大椎在脊骨第一节上，刺之所以泻太阳邪气，而除颈项之强痛。肺俞在脊骨第三节下两旁，肝俞在第九节下两旁，刺之所以泻少阳邪气，而除眩冒。时如结胸及心下之痞硬，慎不可发汗以亡胃液。液亡胃燥，必发谵语，且恐少阳之邪，得乘虚而干胃也。若脉弦，至五六日，谵语不止，是少阳胜而阳明负，亦如阳明与少阳合病之为失也。故当刺期门，以泻少阳之邪。亦慎勿下之，以虚其胃，胃虚邪陷，必作结胸。如本论云：太阳少阳并病，而反下之，成结胸也。

清　饲鹤山人尤怡在泾注
鄞县曹赤电炳章圈点

卷六　太阴篇

辨列太阴条例大意

太阴者,土也,在脏为脾,在气为湿。伤寒传经之热,入而与之相抟,则为腹满吐利等证[①];直中之寒,入而与湿相抟,亦为腹满吐利等证。但有肢冷肢温[②],脉迟脉数,口渴不渴之异耳。又三阴为三阳之里,而三阴亦自有表里。是以风寒所中,不必尽入于脏,而亦留连于经,故有太阴中风之条,与桂枝发汗之法。又下利腹胀满,身体疼痛者,此为经脏俱病之证,故与先里先表之法。乃今之论三阴者,但云直中传经而已,是知有三阴之里,不知有三阴之表也。兹篇先列脏病,次列经病,又次为经脏俱病,凡十条为一卷。

①【注文浅释】
依尤氏之论,只有传经方能形成太阴热证,而唯有直中方能成寒,显属不当之释。且不论太阴有无传经之热证,即传经、直中导致如此机械变化亦不符合临床实际。经、脏(腑)分列看似井然有序,实则牵强。

②【注文浅释】
肢冷、肢温非为辨太阴寒热之标准!

太阴诸法

太阴脏病脉证治六条

太阴之为病,腹满而吐,食不下,自利益甚,时腹自痛。若下之,必胸下结硬。

此足太阴病之的证也。太阴之脉,入腹属脾络胃,上膈侠咽,故其病有腹满而吐,食不下,自利腹痛等证。然太阴为病,不特传经如是,即直中亦如是;且不特伤寒如是,即杂病亦如是,但有属阴属阳,为盛为虚之分耳。而太阴者,脏也,满而不实,法不可下。若下之,则胸下结硬,中气伤者,邪气必结也[①]。

本太阳病,医反下之,因而腹满时痛者,属太阴也,桂枝加芍药汤主之。

病在太阳,不与解表,而反攻里,因而邪气乘虚,陷入太阴之位,为腹满而时痛[②],陶氏所谓误下传者是也。夫病因邪陷而来者,必得邪解而后愈。而脏阴为药所伤者,亦必以药和之而后安,故须桂枝加芍药汤主之。桂枝所以越外入之邪,芍药所以安伤下之阴。按《金匮》云:伤寒阳脉涩,阴脉弦,法当腹中急痛者,与小建中汤;不瘥者,与小柴胡汤。此亦邪陷阴中之故,而桂枝加芍药,亦小建中之意[③]。不用胶饴者,以其腹满,不欲更以甘味增满耳。

桂枝加芍药汤方[④]

于桂枝汤方内更加芍药三两,随前共六两。

余依桂枝汤法。

大实痛者,桂枝加大黄汤主之。

此承上条而言。腹满而未实,痛而不甚者,可以桂枝加芍药,和而解之。若大实大痛者,邪气成聚,必以桂枝

①【医理探微】

邪气内陷,结聚心下,此条与太阳病篇"数下之,遂协热而利,利下不止,心下痞硬"条相似,故可用桂枝人参汤主之。

②【医理探微】

此处"腹满时痛"与上条"时腹自痛"表现是否一致?尤氏未深入探讨。同为太阴病,症状相似,常会混同看待,其实二者看似相似,实则不同。上条的"时腹自痛"病机为脾寒气湿,伴随呕吐下利为特征;此条之"腹满时痛",不仅不伴随下利,可能还有大便不畅通,何以知之?从"医反下之"获得,医生何以用下法,是对大便不畅的误判引发,其病机为邪陷太阴,气血失和,络脉不通。

③【医理探微】

在治疗腹痛方面,芍药与前小建中等应用有相似之处。清·周岩在《本草思辨录》中指出芍药具有敛与破的双重作用,他说:"能入脾破血中之气结,又能敛外散之表气以返于里,凡仲景方用芍药,不越此二义。"此说可以借鉴。

④【案例犀烛】

林某,男,52岁,1994年4月18日就诊。大便下利达一年之久,先后用多种抗菌素,收效不大。每日腹泻 3~6 次,呈水样便,并挟有少量脓血,伴有里急后重,腹部有压痛,以左下腹为甚,畏寒,发热(37.5℃左右)舌红,苔白,脉沉弦。粪便镜检有红、白细胞及少量吞噬细胞。西医诊为"慢性菌痢"。辨证:脾脏气血凝滞,木郁土中所致。治法:调脾家阴阳,疏通气血,并于土中伐木。

桂枝 10 克、白芍 30 克、炙甘草 10 克、生姜 10 克、大枣 12 枚。

服汤 2 剂,下利次数显著减少,腹中颇觉轻松。3 剂后则大便基本成形,少腹之里急消失,服至 4 剂则诸症霍然而瘳。(摘自《刘渡舟临证验案精选》,作者陈明、刘燕华、李芳)

按:该案病在脾络,为脾土络脉之壅,印证了所讲气血失和,络脉不通之病机。

① 【医理探微】

"大实痛"之实是在阳明还是在太阴？是阳实还是阴实？历来医家争论不断，尤氏之见是通降阳明腑实，并将此与承气法相列，似有不当。且不说病理属性之差异，单从下一条"其人续自便利，设当行大黄、芍药者，宜减之，以其人胃气弱，易动故也"也不适合。这一认识可借鉴陈亦人、李克绍等伤寒名家观点，认为大实痛为太阴腐秽不去所致，病在脾血络壅滞。

这一认识也可通过《本草经》"大黄卜瘀血……破癥瘕积聚"得以印证，方中大黄的作用为活血破瘀，助芍药通络止痛，以治脾络瘀滞重证。

② 【案例犀烛】

苏某，女，32岁。主诉：患荨麻疹已达五年之久。开始时，每年发五六次，后来逐年加剧。今年以来，愈发愈频，竟至没有间歇，曾大量注射葡萄糖酸钙、内服苯海拉明及驱风、活血之中药，均归无效。症状：遍身有大小不等的疙瘩块，瘙痒无度，此起彼伏，日夜无宁静之时，在发作剧烈时，特别怕冷，身必意裘，大便一直两天一次，且燥结难下，腹痛。处方：桂枝9克，芍药9克，甘草3克，生姜9克，大枣3枚，大黄9克，全瓜蒌12克，麻仁12克。服上药后约3小时，身痒渐止，疙瘩亦渐隐没，周身微汗，大便畅通，症状全部消失，迄今已半月余，未再发过。〔《江苏中医药》，1958(2)：24〕

按：病人大便燥结，腹痛，此为阳明不降，木气乘及脾土，桂枝汤助脾化源，芍药敛肝柔肝，大黄通下导滞，正如上述所言，大黄不为攻下，重在导滞，使得腐秽从大便而去。

加大黄，越陷邪而去实滞也。夫太阴，脾脏也，脏何以能实而可下？阳明者，太阴之表，以膜相连，脏受邪而腑不行则实，故脾非自实也，因胃实而实也。大黄所以下胃，岂以下脾哉？少阴、厥阴，亦有用承气法，详见各篇，所当互考①。

桂枝加大黄汤方②

桂枝三两，去皮　甘草三两，炙　大黄一两　生姜三两，切
大枣十二枚　芍药六两

上六味，以水七升，煮取三升，去滓。温服一升，日三服。

太阴病，脉弱，其人续自便利，设当行大黄、芍药者，宜减之，以其人胃气弱，易动故也。

此亦承上条。而言大黄、芍药之得以用者，为其胃实而便坚也。若其人脉弱，续自便利，则虽有大实痛证，此法不可用矣。即欲用之，亦宜量减而与之。所以然者，胃气弱而不振，邪气不聚而易动，故可以缓图，而难以峻攻也。

伤寒脉浮而缓，手足自温者，是为系在太阴。太阴者，身当发黄，若小便自利者，不能发黄。至七八日，暴烦下利，日十余行，必自止。以脾家实，秽腐当去故也。

伤寒脉浮而缓者，脉紧去而成缓，为寒欲变热之证，如太阳第四十七条之例也。手足自温，非太阴定证。见太阴有寒，手足必寒；有热，手足乃自温耳。又阳明受热，则一身及手足热；太阴则身不热，而手足温。兹寒已变热，而手足自温，则伤寒之邪，不之阳明而之太阴，而其脉仍浮，则其邪亦未尽入，故曰系在太阴，谓以太阳而内连

太阴也。于法太阴受热而汗不出者，热与湿搏，当发身黄。若小便自利者，其热得通，不能蒸郁为黄矣。至七八日，暴烦下利者，正气内作，邪气欲去也。虽日十余行，继必自止。所以然者，脾家本有秽腐当去，故为自利。秽腐尽，则利亦必自止矣。

自利不渴者，属太阴。以其脏有寒故也。当温之，宜四逆辈。

自利不渴者，太阴本自有寒，而阴邪又中之也。曰属太阴，其脏有寒，明非阳经下利及传经热病之比。法当温脏祛寒，如四逆汤之类，不可更以苦寒坚之清之，如黄芩汤之例也。

太阴经病^①证治二条

太阴中风，四肢烦疼，阳微阴涩而长者，为欲愈。

此太阴自中风邪之证，不从阳经来也。夫太阴，脾也。风，阳邪也。脾主行气于四肢，而风淫为末疾。故太阴中风，四肢烦热而疼痛也。脉阳微阴涩而长者，阳无病而阴受邪，而涩又为邪气之将衰，长为正气之方盛，正盛邪衰，故为欲愈。

太阴病，脉浮者，可发汗，宜桂枝汤。

太阴脉浮有二义：或风邪中于太阴之经，其脉则浮；或从阳经传入太阴，旋复反而之阳者，其脉亦浮。浮者，病在经也。凡阴病在脏者宜温，在经者则宜汗。如少阴之麻黄附子细辛，厥阴之麻黄升麻皆是也。桂枝汤甘辛入阴，故亦能发散太有之邪。

太阴经脏俱病一条

下利腹胀满，身体疼痛者，先温其里，乃攻其表。温

① **【医理探微】**
两条条文皆以太阴病打头，又见表证之四肢烦疼及脉浮等候，是轻证太阴病兼太阳表证之复杂证候，因其太阴病（里证）较轻，故其治疗可不遵守里虚兼表证的"攘外必先安内"规则，所用桂枝汤一方，实有表里双解之意，因桂枝汤既能出表而解肌祛风、调和营卫，也能内调脾胃，故此处有一箭双雕之妙用，不可不知！

里宜四逆汤，攻表宜桂枝汤。

此条叔和本列厥阴篇中，今移置此。

此太阴经脏并受寒邪之证。叔和编入厥阴经中者，误也。下利腹胀满，里有寒也。身体疼痛，表有寒也。然必先温其里，而后攻其表[①]。所以然者，脏气不充，则外攻无力，阳气外泄，则里寒转增，自然之势也。而四逆用生附，则寓发散于温补之中，桂枝有甘芍，则兼固里于散邪之内。用法之精如此。

太阴病愈期一条

太阴病，欲解时，从亥至丑上。

六经邪解之时，必于其经旺之时，太阴者，土也。土旺于辰戌丑未，而独于亥子丑时解者，脾为阴土应旺于阴，故其病欲解，必从亥至丑上也。

①【注文浅释】
本条言表里同病则可，但言表属太阴在表则显牵强，而且经太阴经病概之尤为不当，是六经经脏（腑）分证辨治的误导。其实本处之表仍太阳表证之候，不应凿凿指为太阴表证。

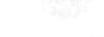

卷七　少阴篇

清　饲鹤山人尤怡在泾注
鄞县曹赤屯炳章圈点

论列少阴条例大意

少阴为太阳之里,居厥、太二阴之间,故有邪在太阳而已内及少阴者;有寒中少阴,而仍外连太阳者;有邪在少阴,而或兼厥阴,或兼太阴者。大抵连太阳者,多发热;连厥阴者,多厥利也。是传经宜①中之外,又有不同如此。且也直中之寒,久亦化热;传经之热,极必生阴。兹篇先列脉证于前,次清法,次温法,又次为生死法。欲学者明辨宜清宜温之实,不必但泥传经、直中之名也。又其次为少阴病禁,以少阴为汗下之例,亦不得不著汗下之禁云。凡四十五条为一卷。

①【注文浅释】
宜:疑为"直"字误。

②【注文浅释】
寤(wù):寐觉而有言曰寤,或睡醒,或睡不着而思,或醒而卧等,总之以阳盛或阳亢为主导致阴无以敛藏或入里。

少阴诸法

少阴脉证四条

少阴之为病,脉微细,但欲寐也。

经脉阳浅而阴深,阳大而阴小。邪传少阴,则脉之浮者转为微,大者转为细也。又多阳者多寤②,多阴者多寐。邪传少阴则目不瞑者,转而为但欲寐也。夫少阴者,三阴之极也，阳于是乎入，而阴于是乎出。故虽太阴、厥阴，同为阴脏，而其为病，实惟少阴为然。而少阴之为病，亦非独脉微细，但欲寐二端^①，仲景特举此者，以为从阳入阴之际，其脉证变见有如此。

少阴病，欲吐不吐，心烦，但欲寐，五六日，自利而渴者，属少阴也。虚故引水自救，若小便色白者，少阴病形悉具。小便白者，以下焦虚有寒，不能制水，故令色白也。

此少阴自受寒邪之证，不从阳经来也^②。寒初到经，欲受不可，欲却不能，故欲吐不吐，心烦，但欲寐，而实不能寐也。至五六日，自利而渴，则其邪已入少阴之脏矣。然少阴，阴脏也；寒，阴邪也。以阴受阴，法当不渴，而渴者，此非有热，以脏虚故引水自救耳^③。更审其小便，若色白者，则少阴寒病全体大露无疑。何以言之？热传少阴，自利而渴者，邪热足以消水，其小便色必赤；寒中少阴，自利而渴者，虽能饮而不能制，其小便色必白也。仲景辨证之精如此。

病人脉阴阳俱紧，反汗出者，亡阳也，此属少阴，法当咽痛而复吐利。

阴阳俱紧，太阳伤寒之脉也。法当无汗，而反汗出者，表虚亡阳，其病不属太阳而属少阴矣。少阴之脉，上膈循喉咙；少阴之脏，为胃之关，为二阴之司^④。寒邪直入，经脏俱受，故当咽痛而复吐利也。此为寒伤太阳，阳虚不任，因遂转入少阴之证。盖太阳者，少阴之表，犹唇齿也，唇亡则齿寒，阳亡则阴及，故曰少阴之邪，从太阳飞渡者多也。

少阴病，八九日，一身手足尽热者，以热在膀胱，必便血也。

---

^①**【注文浅释】**
少阴属心肾两脏，心主血，推动血行；肾主水，内潜真阴真阳。邪入少阴，损伤心肾之阴精阳气，致心肾两虚。若阳气虚弱，无力鼓动血行，则脉微弱无力；若精血亏耗，脉道不充，则脉体纤细。无论阳气虚衰，或精血不足，均可导致心神失养，出现"但欲寐"状态。本条从脉象到症状，揭示了少阴病整体性、全身性的衰竭本质。

^②**【注文浅释】**
凿分本经自受与阳经传来，毫无意义。只要证属少阴虚寒，不问来路，皆可见及相关表现。

^③**【医理探微】**
口渴如尤氏言此非有热，少阴阴气本少故引水自救，同时有肾阳虚不能蒸化津液的缘由。

^④**【医理探微】**
此为少阴虚寒性质咽痛，是虚阳浮于咽嗌之证。

此热传少阴,而复还入膀胱之证^①。膀胱者,太阳也。太阳为三阳之表,而多血少气,热在膀胱,则一身手足尽热,而热气有余,血为热迫,散而下行,则必便血也。

少阴清法七条

少阴病,得之二三日以上,心中烦,不得卧,黄连阿胶汤主之。

少阴之热,有从阳经传入者,亦有自受寒邪,久而变热者。曰二三日以上,谓自二三日至五六日,或八九日,寒极而变热也。至心中烦不得卧,则热气内动,尽入血中,而诸阴蒙其害矣。盖阳经之寒变,则热归于气,或入于血;阴经之寒变,则热入于血,而不归于气^②。此余历试之验也。故用黄连、黄芩之苦,合阿胶、芍药、鸡子黄之甘,并入血中,以生阴气,而除邪热,成氏所谓阳有余,以苦除之;阴不足,以甘补之是也。

黄连阿胶汤方^③

黄连_{四两} 黄芩_{一两} 芍药_{二两} 阿胶_{三两} 鸡子黄_{二枚}

上五味,以水五升,先煮三物,取二升,去滓,纳阿胶,烊尽,小冷,内鸡子黄,搅令相得。温服七合,日三服。

少阴病,四逆,其人或咳,或悸,或小便不利,或腹中痛,或泄利下重者,四逆散主之。

四逆,四肢逆冷也,此非热厥,亦太阳初受寒邪,未郁为热,而便入少阴之证。少阴为三阴之枢,犹少阳为三阳之枢也。其进而入则在阴,退而出则就阳。邪气居之,有可进可退,时上时下之势,故其为病,有或咳,或悸,或小

① 【医理探微】
少阴肾虚内热之人,八九天后复见一身手足尽热且小便出血时,仲景判为热在膀胱,顺文释义看似不难,但细究文义仍存在难点、疑点。长期以来,各家都认为本条所述病证属"热移膀胱",尤氏也不例外。基于少阴肾、太阳膀胱互为表里的关系,这一论述似乎更无懈可击。然细究之,不难发现其中仍有破绽。因肾无实证,则足少阴肾热应是虚热无疑,而果若膀胱肾热由少阴肾移行而来,肾中虚热移行膀胱后为何顷刻间能够由虚转实,显然难符逻辑。那么此条膀胱热究竟从何而来? 本条所述之证又是怎样的病理转归? 实际上巢元芳《诸病源候论》有关"淋证"病理的"诸淋者,肾虚而膀胱有热也"相关论述,为理解该条条文提供了注脚。巢氏认为淋证是肾中阴虚有热与膀胱热兼见的复杂状态,而膀胱热的来路绝非肾中虚热移行而来,或源自外感,或源自他脏下迫所致。因此,本条肾虚内热是真,而膀胱热来自少阴肾是假,所谓的"肾移热膀胱"应该是肾中虚热仍在,膀胱复为邪热所犯之证。

② 【医理探微】
黄连阿胶汤为阴亏阳亢,在尤氏提出"热入血分"概念,并且与热归于气相较,有一定参考价值。

③ 【临证薪传】
汤证为肾阴亏而心火亢,属虚实夹杂证,从黄连、黄芩用量分析,以心火亢为主,肾阴虚为次;与以心肾阴虚为主不得眠有所不同,此为正虚而无邪。黄连阿胶汤是临床常用方剂,不仅适用于

外感热病,还适用于内伤杂病,只要符合邪实正虚,阴虚阳亢病机,用之皆有良效。特别对由此而致心肾不交的顽固失眠证,疗效尤著。

【案例犀烛】

樊某,男,35 岁。患胃溃疡 8 年,近因暴怒复发吐血,量多,色紫红,大便干黑,胃脘灼热胀痛,食后痛剧,牵引胁背,嗳气吞酸,纳呆,口燥咽干,心烦不眠,面色萎黄,舌质淡红,苔薄黄,脉弦细数。辨证属阴虚阳亢,肝火妄动,横逆犯胃,胃火炽盛,血随火动而妄行。方用黄连阿胶汤加乌贼骨、代赭石、白及、三七末等,进服 7 剂,吐血即止,大便色正常,诸症亦减。后经一年随访,未见复发。[《四川中医》,1985(4):33]

按:如前所述,黄连阿胶汤所治之证为虚实夹杂证,缘其有邪实,故其舌苔应为黄或黄腻,本案中的苔薄黄即是其明证,不少人认为该证肾阴亏虚,故应见少苔、无苔,实际是与阴虚内热证相混淆。两证的鉴别要点正如案中所举,舌苔之有无是辨证之关键,黄连阿胶汤证往往见邪实有余之黄苔,阴虚内热证每每舌面少苔或苔净如镜。

④**【临证薪传】**

四逆散虽列于少阴病,但其证四逆不同于四逆汤的阳虚无以温煦,而是阳气内郁的厥逆轻证,临床多见于肝郁气滞,阳郁不伸,治宜疏肝和胃,透达郁阳。该方的运用范围非常广泛,只要具有肝胃(脾)气滞病机,使用四逆散化裁,均有较好疗效。这也证明临床上早已突破了少阴病的框框。

便不利,或腹中痛,或泄利下重之证。夫邪在外者,可引而散之;在内者,可下而去之;其在外内之间者,则和解而分消之。分消者,半从外半从内之谓也。故用柴胡之辛,扬之使从外出;枳实之苦,抑之使其内消。而其所以能内能外者,则枢机之用为多,故必以芍药之酸益其阴,甘草之甘养其阳。曰四逆者,因其所治之病而命之名耳。而其制方大意,亦与小柴胡相似。四逆之柴胡、枳实,犹小柴胡之柴胡、黄芩也;四逆之芍药、甘草,犹小柴胡之人参、甘草也。且枳实兼擅涤饮之长,甘、芍亦备营卫两和之任。特以为病有阴阳之异,故用药亦分气血之殊。而其辅正逐邪,和解表里,则两方如一方也。旧谓此为治热深发厥之药,非是。夫果热深发厥,则属厥应下之之例矣,岂此药所能治哉!

四逆散方④

柴胡　枳实破,水渍,炙干　芍药　甘草炙

上四味,各十分,捣筛。白饮和服方寸匕,日三服。

【案例犀烛】

男,71 岁。发热 5 日,不恶寒,口干而苦,渴欲饮水,大便 3 天未解,小溲色赤而短,昨天昏眩,卧床不起,四肢逆冷,体温 39℃,苔薄白,脉弦滑有力,证属热邪郁遏于里,阳气内阻不能布于四肢。治宜透热解郁,四逆散主之:柴胡 15 克,白芍 6 克,枳实 6 克,甘草 6 克,甘菊 10 克,黄芩 10 克,薄荷 6 克(后下)。隔日来诊,体温已正常,大便 2 次,一夜安睡,晨起精神舒畅,续服 2 剂而愈。[《中国中医基础医学杂志》,2007,12(6):465]

按:四逆在上述内容中立足于少阴心肾阳虚,无以温煦,病位在心肾,治以四逆汤类。本例虽为四逆,从口渴、便黄、脉有力等判为阳证,因阳气无以敷布四末所致,其病位在肝,病机是肝胃不和、气滞阳郁,治以四逆散加减。两类病证表现有异,前者四逆,多过肘、膝,后者四逆,以指(趾)头寒但手(脚)心尚温。

咳者,加五味子、干姜各五分。并主下利。

成氏曰:肺寒气逆则咳。五味子之酸收逆气,干姜之辛散肺寒;并主下利者,肺与大肠为表里,上咳下利,治则颇同。

悸者,加桂枝五分。

悸者寒多,心脉不通则心下鼓也。桂枝辛温,入心通阳气。

小便不利者,加茯苓五分。

小便不利,水聚于下也。茯苓甘淡,利窍渗水。

腹中痛者,加附子一枚,炮令坼。

腹中痛,寒胜于里也。附子辛温,散寒止痛。

泄利下重者,先以水五升煮薤白三升,煮取三升。去滓,以散三方寸匕纳汤中,煮取一升半。分温再服。

泄利下重,寒滞于下也。薤白辛温,散寒通阳气。

少阴病,下利六七日,咳而呕渴,心烦不得眠者,猪苓汤^①主之。

少阴中寒,下利至六七日,寒变为热,而气复上行,为咳,为呕,为渴,为心烦不得眠,所谓下行极而上也。夫邪气自下而上者,仍须从下引而出之。猪苓、茯苓、泽泻、滑石,并甘淡下行之药,足胜导水泄热之用^②。然以阴病而属邪热,设非得阿胶之咸寒入阴,何以驭诸阳药而泄阴中之热,导浮上之气哉?

少阴病,下利,咽痛,胸满心烦者,猪肤汤主之。

少阴之脉,从肾上贯肝膈,入肺中,循喉咙;其支别者,从肺出络心,注胸中。阳邪传入少阴,下为泄利,上为咽痛、胸满心烦,热气充斥脉中,不特泄伤本脏之气,亦且消烁心肺之阴矣。猪,水畜,而肤甘寒,其气味先入少阴,

① 【案例犀烛】

男,5岁,泻黄色水样大便1周。先后服用藿香正气液、庆大颗粒等,不效。证见泄泻如水注,粪色深黄而臭,口渴,纳呆,精神疲乏,无泪多涕,舌光少苔,脉弦数。查血象、大便均正常。细参病证,考虑为湿热泄泻伤阴,治宜清热除湿,育阴止泻。效医圣养阴清热利水之猪苓汤方立法。猪苓汤加麦冬12克,五味子3克,太子参15克。连服数剂诸症俱除。[《广西中医药》,2005,28(4):37]

按:如前所述,猪苓汤证病机属里热阴虚、水气不利。本例泄泻太甚,时日较长,且发于稚阴稚阳小童,病程中极易耗损阴液,泻下深黄臭秽自是下焦湿热不解之象,较之传统认识的猪苓汤证,病因虽属不同,病机却至为相似,故能用之应手。由此可见,猪苓汤证水气不利虽多以水停膀胱、小便异常为主,与水停于肠的泄泻看似风马牛不相及,但细思之,实则至为相关,前人早有"利小便实大便"的治法明训,说明水停部位其实不是应用某一具体治法处方的关键所在,而是看能否借小便通利而得以排出体内停积水液。

② 【临证薪传】

此条除下利、心烦不得眠外,还应结合猪苓汤"脉浮发热,渴欲饮水,小便不利"条文,知其还应有气化不利而水气停蓄的小便不利,是里热阴虚水气内停的代表,治宜滋滋利水。尤氏言猪苓、茯苓、泽泻、滑石,并甘淡下行之药,可知证以水气不利为主要特征。临床适用于里热阴虚、水气不利证,其水停不局限于膀胱,还可能为肠等下焦部位。

益阴除客热，止咽痛，故以为君。加白蜜之甘以缓急，润以除燥，而烦满愈。白粉之甘能补中，温能养脏，而泄利止矣。①

猪肤汤方②

猪肤一斤，以水一斗，煮取五升，去滓，加白蜜一升，白粉五合，熬香，和相得。温分六服。

少阴病，咽中伤，生疮，不能语言，声不出者，苦酒汤主之。

少阴热气，随经上冲，咽伤生疮，不能语言，音声不出，东垣所谓少阴邪入于里，上接于心，与火俱化而克金也。故与半夏之辛以散结热，止咽痛；鸡子白甘寒入肺，清热气，通声音；苦酒苦酸，消疮肿散邪毒也。

苦酒汤方③

半夏十四枚，洗，破，如枣核大。鸡子一枚，去黄，纳上苦酒，着鸡子壳中，纳半夏着苦酒中，以鸡子壳置刀环④中，安火上，令三沸，去滓。少少含咽之。不瘥，更作三剂服之⑤。

① 【医理探微】

尤氏将此条解为上热下寒，而且指出咽痛为少阴阴亏，胸满心烦为心肺阴亏值得肯定，但对下利未作深入剖析。

本证下利并非肾阳虚衰，而是缘于肾阴亏虚，阴无以敛阳。因此火为虚火，不可寒凉清泄，更不可用苦寒直折，重在益阴以纳阳。此咽痛为肾阴亏虚，阴不敛阳，虚火浮越所致，此当与前述肾阳虚导致的咽痛证相比较学习。

② 【临证薪传】

张某案："阴损三年不复，入夏咽痛拒纳，寒凉清咽，反加泄泻，则知龙相上腾，若电光火灼，虽倾盆暴雨，不能扑灭，必身中阴阳协和方息，此草木无情难救耳。从仲景少阴咽痛，猪肤汤主之。"（摘自《临证指南医案》，作者叶天士）

按：由此可见猪肤汤证的咽痛，不同于一般实火，也不同于一般虚火，而是龙相之火上腾，所以用寒凉清咽不效，反加泄泻。设譬形象生动，尤有助于理解。从"阴损三年不复"病史，还可看出猪肤汤证不是外感、新病。叶氏医案对认识猪肤汤大有裨益，但其所言龙相之火，难免让初学者不解，所谓龙相之火，当指下焦肾中真阳，本该封藏，何以上腾，缘于肾阴亏虚，阴无以敛阳，因此火为虚火，不可寒凉清泄，更不可用苦寒直折，重在益阴以纳阳，猪肤主之。其他白蜜、米粉等润养脾肺以资化源。

③ 【临证薪传】

苦酒：即醋。苦酒汤证由于阴火沸腾，咽伤破溃，不能语言，声不出，与少阴病有一定联系，但是实践证明，外伤性咽疮疼痛，使用该方亦颇有效果，可见不一定属于少阴病。

④ 【注文浅释】

刀环：即刀柄一端之圆环，便于放置蛋壳。今可用铁丝做带柄圆环以置蛋壳。

⑤ 【临证薪传】

半夏与鸡子清相伍，有涤痰开结、利窍通声之功，无燥津涸液之虑；半夏与苦酒相伍，又能加强劫涩敛疮的功能。此外，鸡子壳盛药煎三沸的煎药法，与"少少含咽"的给药法，对提高疗效也有帮助。

少阴病,二三日,咽痛者,可与甘草汤。不瘥者,与桔梗汤。

此亦热传少阴,而上为咽痛之法。甘草汤,甘以缓急,寒以除热也。其甚而不瘥者,则必以辛发之,而以甘缓之。甘草、桔梗,甘辛合用,而甘胜于辛,治阴虚客热。其法轻重,当如是耳。

甘草汤方

甘草二两,以水三升,煮取一升半,去滓。温服七合,日二服。

桔梗汤方

桔梗一两　甘草二两

上二味,以水二升,煮取一升,去滓。分温再服。

少阴病,咽中痛,半夏散及汤主之。

少阴咽痛,甘不能缓者,必以辛散之;寒不能除者,必以温发之。盖少阴客邪,郁聚咽嗌之间,既不得出,复不得入。设以寒治,则聚益甚;投以辛温,则郁反通。《内经》微者逆之,甚者从之之意也。半夏散及汤,甘辛合用,而辛胜于甘,其气又温,不特能解客寒之气,亦能劫散咽喉怫郁之热也。

半夏散及汤方

半夏洗　桂枝去皮　甘草炙,各等分

以上三味,各别捣筛巳,合治之。白饮和服方寸匕,日三服。若不能散服者,以水一升,煎七沸,纳散两方寸匕,更煎三沸,下火令小冷,少少咽之。

少阴下法三条

少阴病,得之二三日,口燥咽干者,急下之,宜大承气汤。

此少阴热并阳明之证。二三日,为病未久,而便口燥咽干,热气盛而阴气少矣。盖阳明土,少阴水,热并阳明,则土实而水虚,不特热气伤阴,即土气亦伤水也。故宜急下,以泻土而全水。不然,热盛伤阴,土实亦伤阴,其干槁可立而待。然非心下痛,腹胀不大便,如下二条所云,小未可以大承气轻试也。

少阴病,自利清水,色纯青,心下必痛,口干燥者,急下之,宜大承气汤。

此亦少阴热并阳明,而气复下注之证。然虽下注而邪实不去,但水液从旁下转,为自利清水而已,故心下痛而口干燥也。色纯青者,土受水邪,玄黄合色,而色转纯青也[①]。以大承气急下,则胃实去而肾病亦已矣。

少阴病,六七日,腹胀不大便者,急下之,宜大承气汤。

腹胀不大便,土实之征也。土实则水干,故非急下不可。夫阳明居中土也,万物所归,故无论三阳三阴,其邪皆得还入于胃,而成可下之证。然太阴传阳明,脏邪还腑,为欲愈也;厥阴传阳明者,木邪归土不能复木也;惟少阴则肾邪入胃,而胃实复将消肾,故虽并用下法,而少阴之法,视太阴厥阴为加峻矣[②]。

少阴温法十五条

少阴病,始得之,反发热,脉沉者,麻黄附子细辛汤主之。

①【注文浅释】
自利清水,色纯青,指所下为黑色臭秽污水,是燥屎结聚肠间,逼迫津液下泄,所谓热结旁流即此。这是肝肾真阴色现的表现,尤氏从玄黄合色解读,难免浮于表面了。

②【医理探微】
上述三条合称"少阴三急下证",既体现了既病防变、未病先防的治未病思想,又体现了泄阳明以救少阴辨证论治的整体观。
此当与阳明急下证相比较:阳明急下证,是从阳明燥热的角度,阐述燥热容易伤阴,阳明病之危就在于阴竭,以及泄燥热以救阴液的治疗思想。这里的少阴急下证,是从少阴肾水的角度,阐述燥热虽在阳明,病久必伤肾水,少阴病之危不但危在亡阳,还有危在亡阴的情况,以及泄阳明以救少阴的治疗思想。
无论是阳明病还是少阴病,重要的是充分理解仲景的良苦用心和设立少阴急下证的意义。

此寒中少阴之经，而复外连太阳之证。以少阴与太阳为表里，其气相通故也。少阴始得，本无热，而外连太阳则反发热。阳病脉当浮而仍系，少阴则脉不浮而沉，故与附子、细辛。专温少阴之经，麻黄兼发太阳之表，乃少阴经温经散寒，表里兼治之法也。

麻黄附子细辛汤方①

麻黄二两，去节　　附子一枚，炮，去皮，破八片　　细辛二两

上二味，以水一斗，先煮麻黄，减二升，去上沫，纳诸药，煮取三升，去滓。温服一升，日三服。

按：阳证有在经不在腑者，阴病亦有在经不在脏者，太阳篇云：脉浮者，桂枝汤。少阴篇：始得之，反发热脉沉者，麻黄附子细辛汤及得之二三日，麻黄附子甘草汤。厥阴篇：厥阴中风，脉微浮为欲愈。此皆阴病之在经，而未入于脏者。

少阴病得之二三日，麻黄附子甘草汤，微发汗。以二三日无里证，故微发汗也。

少阴中寒二三日，为脉沉恶寒无热之时，故可与麻黄附子甘草汤，以取微汗而散寒邪。无里证者，无吐利、心烦、不得卧等证也。以二三日，病未入脏，而寒亦未变热，故得用温经散邪之法。如麻黄、附子、细辛之例。然去细辛之辛，而加甘草之甘，于法为较和矣。所以然者，寒邪不可不发，而阴病又不可过发耳。

①【医理探微】

麻黄附子细辛汤的作用主要是温经通阳，表里兼治，但不限于主治少阴太阳两感。有表证，麻黄细辛宣肺解表，无表证麻黄细辛宣肺通络。

【案例犀烛】

陈亦人教授曾以本方加味治愈一例危重的暗痱证：某女，32岁，于5月26日晨突感左肢不遂，言语蹇涩，按病毒性脑炎治疗无效，又诊断为脑干脑炎，加用激素亦无效。后经三家医院检查：两目视乳头欠清，咽反射消失，左侧肢体轻偏瘫，左锥体束征，脑电图波形正常。无药可用，转中医院诊治。起病迄今已经50余日，根据面色苍白，流涎肢冷，左肢不遂，口不能张，舌不能伸，欲语无声，饮水即呛，舌淡苔白滑，脉沉微细，断为寒邪直中少阴，阳虚失展，寒痰阻络，治以温经通阳，化痰和络，方选麻黄附子细辛汤加味。炙麻黄6克，熟附片6克，北细辛3克，制半夏10克，白芥子6克，桂枝10克，九节菖蒲6克，全蝎3克。服3剂，四肢回温，流涎减少，左肢略能活动，但饮水仍呛，前方加制南星6克，续服5剂，饮水不呛，能扶杖行走，能讲话，尚欠清楚，主诉舌萎无力，不能咀嚼，再于前方去南星、全蝎，加入补肾之熟地、仙灵脾、巴戟天、骨碎补，连服15剂，全部恢复正常。

按：麻黄附子细辛汤习惯以为属温阳发表之剂，方中麻黄、细辛不仅仅为外受风寒之邪而设，

结合本案，却未有明显外感风寒证候，仍可用之。陈亦人先生以为是寒邪中于少阴之里，用麻黄、细辛配合应是在搜剔少阴经络中沉积之寒邪，借助附子之温，则能在里阳得到补充后，透散在里之寒邪，并可借辛散之力给里寒之邪以出路。结合目前临床用该方治疗多种内伤杂病如病态窦房结综合征、过敏性鼻炎等大多无寒邪在表的事实，令人不难推想麻黄、细辛之散透寒邪应该不只针对在表之新寒，且包括在里之旧寒，如此，可能会进一步扩大该方的应用范围。

麻黄附子甘草汤方

麻黄二两,去节　附子一枚,炮,去皮　甘草二两,炙

上三味,以水七升,先煮麻黄一二沸,去上沫,纳诸药,煮取三升,去滓。温服一升,日三服。

少阴病,得之一二日,口中和,其背恶寒者,当灸之,附子汤主之。

口中和者,不燥不渴为里无热也。背恶寒者,背为阳,而阴乘之,不能通于外也。阳不通,故当灸之以通阳痹;阳不足,故主附子汤以补阳虚,非如麻黄、附子、细辛之属,徒以温散为事矣。此阳虚受寒,而虚甚于寒者之治法也。

按:《元和纪用经》云:少阴中寒而背恶寒者,口中则和;阳明受热而背恶寒者,则口燥而心烦。一为阴寒下乘,阳气受伤;一为阳热入里,津液不足。是以背恶寒虽同,而口中和与燥则异,此辨证之要也。①

①【医理探微】

"背恶寒"两见于《伤寒论》中,一见于阳明病,一见于少阴病。阳明病背恶寒的机制是燥热内结,阳不外达,见于白虎加人参汤证。少阴病背恶寒的机制是寒湿阻遏,阳虚失温,见于附子汤证。辨证的关键之一是口渴与否,白虎加人参汤证必口燥渴,附子汤证则"口中和"。此症是针对"背恶寒"而言,同时也是联系阳明病的"背恶寒"而说的。

附子汤方

附子二枚,炮去皮,破八片　茯苓　芍药各三两　人参二两
白术四两

上五味,以水八升,煮取三升,去滓。温服一升,日三服。

气虚者,补之必以甘;气寒者,温之必以辛。甘辛合用,足以助正气而散阴邪,人参、白术、茯苓、附子是也。而病属阴经,故又须芍药以和阴气,且引附子入阴散寒,所谓向导之兵也。

少阴病,身体痛,手足寒,骨节痛,脉沉者,附子汤主之。

身体痛,骨节痛,寒在阴也。手足寒,脉沉,病属阴也,若脉浮而手足热,则为太阳伤寒,可与汗解者矣。此为少阴血气不足,而寒邪侵之之证,故亦宜附子汤,复阳散阴,益精气也。

少阴病,二三日不已,至四五日,腹痛,小便不利,四肢沉重疼痛,自下利者,此为有水气,其人或咳,或小便利,或下利,或呕者,真武汤^①主之。

少阴中寒,二三日不已,至四五日,邪气递深而脏受其病矣。脏寒故腹痛,寒胜而阳不行,故小便不利。于是水寒相搏,浸淫内外,为四肢沉重疼痛,为自下利,皆水气乘寒气而动之故也。其人或咳,或小便利,或下利,或呕者,水寒之气,或聚或散或止。三服。

后加减法:

若咳者,加五味子半升,细辛、干姜各一两。

咳者,水寒射肺,气逆而不下也。成氏曰:五味子之酸,以收逆气;细辛、干姜之辛,以散水寒。

若小便利者,去茯苓。

小便利者,水已下趋,不必更利其水,故去茯苓。

若下利者,去芍药,加干姜二两。

下利者,寒盛于内也,故去芍药加干姜,避寒而就温也。

若呕者,去附子加生姜,足前成半斤。

呕者,气逆于上也,故去附子,加生姜二物,辛热则同。而生姜善降逆,附子能行而不能下,则不同也。

少阴病,下利清谷,里寒外热,手足厥逆,脉微欲绝,身反不恶寒,其人面赤色,或腹痛,或干呕,或咽痛,或利

①【医理探微】
　　上述附子汤证与真武汤证,同属肾阳虚兼水湿之邪为患。但附子汤证是寒湿之邪凝滞于筋肉骨节之间,以身体痛、骨节痛为主;真武汤证为水气之邪浸渍于三焦上下内外,以腹痛、小便不利、四肢沉重疼痛、下利为主。两方的药味大部分相同,皆用附子、白术、茯苓、芍药。所不同处,附子汤白术、附子倍用,并伍人参,重在补阳气,散湿气,湿散则痛止;真武汤附子、白术半量,更佐生姜重在温散水饮,水散则阳复。前者以扶正为主,正气复则邪气散;后者以祛邪为主,邪气去则正气复。

止脉不出者,通脉四逆汤主之。

此寒中少阴,阴盛格阳之证。下利清谷,手足厥逆,脉微欲绝者阴盛于内也。身热不恶寒,面赤色,格阳于外也。为真阳之气,被阴寒所迫,不安其处,而游散于外,故显诸热象,而实非热也。通脉四逆,即四逆加干姜一倍,为阴内阳外,脉绝不通,故增辛热以逐寒邪。寒去则阳复反,而脉复出耳,故曰其脉即出者愈[1]。

通脉四逆汤方

甘草二两,炙　附子大者一枚,生用,去皮,破八片　干姜三两,强人可四两

上三味,以水三升,煮取一升二合,去滓。分温再服。其脉即出者愈。

面色赤者,加葱九茎。

面色赤,阳格于上也。葱中空,味辛,能通阳气[2]。

腹中痛者,去葱,加芍药二两。

腹中痛,阴滞于里也。芍药味酸,能利阴气,止腹痛,故加之;葱通阳而不利阴,故去之。

呕者,加生姜二两。

呕者,阴气上逆也。生姜之辛,可散阴而降逆。

咽痛者,去芍药,加桔梗一两。

咽痛者,阳气上结也。桔梗之辛,可开阳结;去芍药者,恶其收也。[3]

利止脉不出者,去桔梗,加人参二两。

利止脉不出,亡血也,故不利,桔梗之散,而利人参之甘而能补也。

少阴病,饮食入口则吐,心中温温欲吐,复不能吐,

始得之，手足寒，脉弦迟者，此胸中实，不可下也，当吐之。若膈上有寒饮，干呕者，不可吐也，急温之，宜四逆汤。

肾者，胃之关也。关门受邪，上逆于胃，则饮食入口即吐，或心中温温欲吐，而复不能吐也。夫下气上逆而为吐者，原有可下之例，如本论之哕而腹满，视其前后，知何部不利者而利之。《金匮》之食已即吐者，大黄甘草汤主之是也。若始得之，手足寒，脉弦迟者，胸中邪实而阳气不布也，则其病不在下而在上，其治法不可下而可吐，所谓因其高者而越之也。若膈上有寒饮而致干呕者，则复不可吐而可温，所谓病痰饮者，当以温药和之也。故实可下，而胸中实则不可下；饮可吐，而寒饮则不可吐。仲景立法，明辨详审如此。

少阴病，脉沉者，急温之，宜四逆汤。

此不详何证，而但凭脉以论治。曰少阴病脉沉者，急温之，宜四逆汤。然苟无厥逆、恶寒、下利、不渴等证，未可急与温法。愚谓学者，当从全书会通，不可拘于一文一字之间者，此又其一也。

少阴病，下利，脉微涩，呕而汗出，必数更衣；反少者，当温其上，灸之。

少阴病，下利脉微涩，阴伤于下也；呕而汗出，阳虚于上也。阴阳并伤，法必上下并温矣。若更衣虽数，而所下无多，尤为阴亡之验，是但当温其上而不可温其下。即温上之法，亦不可以药伤其阴，而但宜灸以引其阳也。灸法未详。

少阴病吐利，手足厥冷，烦躁欲死者，吴茱黄汤主之。

此寒中少阴，而复上攻阳明之证。吐利厥冷，烦躁欲

① 【医理探微】

本条论中阳不足、寒浊中阻的证治。"吐利,手足逆冷",类似少阴寒化证,其实为寒邪犯胃,胃失和降,浊阴上逆为呕,清阳下趋为利。阳气虚弱失于温煦,寒浊中阻阳不外达,均可致手足逆冷。可知,手足逆冷虽然是少阴病的常见症,但是中阳虚衰亦可见到。若伴见"烦躁欲死",更知非属少阴病,因少阴病属于阳衰阴盛证,《内经》云"阴静阳躁"。本条"烦躁欲死"是辨证之关键,"烦躁欲死"标志着阴邪虽盛,而阳气尚能与邪相争。同时也往往是胃脘绞乱、吐利交作、病人极度难受的一种反应。与少阴亡阳证卧床不起、虚阳躁动、神识不清的躁烦,有着天壤之别。

② 【注文浅释】

药后脉忽然暴出,是虚阳将绝,得辛热之散,发越而亡脱,故预后多死;药后脉微续渐出者,为阳气渐渐回复,生机得以延续,故预后良好。

死者,阴邪盛极而阳气不胜也,故以吴茱萸温里散寒为主。而既吐且利,中气必伤,故以人参、大枣,益虚安中为辅也。然后条云:少阴病,吐利烦躁,四逆者死①。此复以吴茱萸汤主之者,彼为阴极而阳欲绝,此为阴盛而阳来争也,病证则同,而辨之于争与绝之间,盖亦微矣。或云:先厥冷而后烦躁者,阳欲复而来争也,先烦躁而四逆者,阳不胜而欲绝也。亦通。郭白云云:四逆而烦躁者,不问其余证,先宜服吴茱萸汤;四逆而不烦躁者,先宜服四逆汤;四逆下利,脉不出者,先宜服通脉四逆汤。此三者,治少阴之大法也。

少阴病下利,白通汤主之。

少阴病下利,脉微者,与白通汤。利不止,厥逆无脉,干呕烦者,白通加猪胆汁汤主之。服汤脉暴出者死,微续者生。

少阴病,下利脉微者,寒邪直中,阳气暴虚,既不能固其内,复不能通于脉。故宜姜附之辛而温者,破阴固里;葱白之辛而通者,入脉引阳也。若服汤已,下利不止,而反厥逆无脉,干呕烦者,非药之不中病也,阴寒太甚,上为格拒,王太仆所谓甚大寒热,必能与违性者争雄,异气者相格也。故即于白通汤中加人尿之咸寒,猪胆汁之苦寒,反其佐以同其气,使不相格而适相成。《内经》所谓寒热温凉,反从其病是也。脉暴出者,无根之阳,发露不遗,故死;脉微续者,被抑之阳,来复有渐,故生②。

白通汤方

葱白四茎 干姜一两 生附子一枚,去皮,破

上三味,以水三升,煮取一升,去滓。分温再服。

白通加猪胆汁汤方

葱白_{四茎}　干姜_{一两}　猪胆汁_{一合}　人尿_{五合}　附子_一枚,去皮,破八片

以上三味,以水三升,煮取一升,去滓,纳人尿、猪胆汁,和令相得。分温再服,若无胆亦可用。

少阴病,下利便脓血者,桃花汤主之。

少阴病,二三日至四五日,腹痛,小便不利,下利不止,便脓血者,桃花汤主之。

少阴病,下利便脓血者,可刺。

少阴病,下利便脓血者,脏病在阴,而寒复伤血也。血伤故腹痛,阴病故小便不利,与阳经挟热下利不同。故以赤石脂理血固脱,干姜温里散寒,粳米安中益气。用刺法者,以邪陷血中,刺之以行血,散邪耳。刺法未详。

桃花汤方①

赤石脂_{一斤,一半全用,一半筛末}　干姜_{一两}　粳米_{一升}

上三味,以水七升,煎米令熟,去滓。温服七合,纳赤石脂末方寸匕,日三服,若一服愈,余勿服。

少阴生死法十二条

少阴中风,脉阳微阴浮者,为欲愈。

少阴中风者,少阴之经,自中风邪,不从阳经传入者也。脉阳微者,邪气微;阴浮者,邪气浅而里气和,故为欲愈,亦阴病得阳脉则生也。

少阴病,欲解,从子至寅上。

少阴,水脏也。少阴之病,阴邪也。水旺于子,而阳

①【注文浅释】
桃花汤以赤石脂涩肠固脱为主药,辅以干姜温中阳,佐以粳米益脾胃。三药合用,可提高涩肠固脱的功效。本方最大的特色是,赤石脂一半生药入煎,一半为末冲服。关键在于研末冲服,直接留着肠壁,取其温涩之性,在局部发挥收敛止血、修复肠膜的作用,可谓用药之巧。

长于寅。少阴病欲解,从子至寅上者,阴气待子则旺,而阴邪得阳则解也。

少阴病脉紧,至七八日,自下利,脉暴微,手足反温,脉紧反去者,为欲解也。虽烦下利,必自止。

寒伤少阴之经,手足厥冷而脉紧。至七八日,邪气自经入脏,自下利而脉微,其病为较深矣。乃手足反温,脉紧反去者,阳气内充,而阴邪不能自容也,故为欲解。虽烦下利,必自止者,邪气转从下出,与太阴之秽腐当去而下利者同意。设邪气尽,则烦与利,亦必自止耳。

少阴病,下利,若利自止,恶寒而蜷卧,手足温者,可治。

少阴病,恶寒而蜷,时自烦,欲去衣被者,可治。

少阴病,吐利,手足不逆冷,反发热者,不死。脉不至者,灸少阴七壮。①

寒中少阴,或下利,或恶寒而蜷卧,或吐利交作,而脉不至,阴邪盛而阳气衰之候也。若利自止,手足温,或自烦欲去衣被,或反发热,则阳气已复,而阴邪将退,故皆得不死而可治。脉不至者,吐利交作,元气暴虚,脉乍不至也。灸少阴以引阳气,脉必自至。总之,传经之病,以阴气之存亡为生死;直中之病,以阳气之消长为生死也。

少阴病,恶寒身蜷而利,手足逆冷者,不治。

少阴病,四逆恶寒而身蜷,脉不至,不烦而躁者,死。

恶寒身蜷而利,手足逆冷,阴气太盛,阳气不振,与前利止手足温等证正相反。盖手足温时,自烦发热者,阳道长阴道消也;手足逆冷,不烦而躁者,阴气长,阳气消也。且四逆而脉不至,与手足温而脉不至者不同。彼则阳气乍厥,引之即出;此则阳气已绝,招之不返也。而烦与躁又不同。烦者,热而烦也;躁者,乱而不必热也;烦而躁者,阳怒而与阴争,期在必胜,则生;不烦而躁者,阳不能战,复不能安而欲散去,则死也。

少阴病,吐利烦躁,四逆者,死。[①]

寒中少阴,吐利交作,阴邪已太盛矣。然或自烦发热,或手足不逆冷,则阳气犹在,阴邪虽盛,犹或可治。所谓吐利,手足不逆冷,反发热者,不死也。若更烦躁四逆,则阳气有散亡之象,阴邪无退舍之期,虽欲不死,乌可得耶!

少阴病,下利止而头眩,时时自冒者,死。

下利止,非利自愈也,脏阴尽也。眩,目黑而转也;冒,昏冒也。阴气既尽,孤阳无附,而浮乱于上,故头眩时时自冒也。而阴气难以卒复,孤阳且易上散,虽有良药,亦无及矣。是以少阴病,阳复利止则生,阴尽利止则死也。

少阴病,六七日,息高者,死。

息高,气高而喘也。少阴为真气之源,呼吸之根,六七日病不愈而息高者,邪气不去体,而真气已离根也,故死。

少阴病,脉微细沉,但欲卧,汗出不烦,自欲吐,至五六日自利,复烦躁,不得卧寐者,死。[②]

脉微细沉但欲卧,邪传少阴之本证,如本篇第一条所云也。汗出不烦者,气外泄而邪不与俱泄也。自欲吐,继后自利者,邪上下行,而气不能以驱而出之也。至烦躁不得卧寐,则阴阳尽虚,邪气独盛,正不胜邪,躁扰不宁,顷之离散而死矣,所谓病胜脏者死是也。

少阴病禁四条

少阴病,脉细沉数,病为在里,不可发汗。

①【医理探微】

论少阴阳气脱绝的危候。少阴病,吐利为阴盛阳衰,火不生土,胃气上逆,脾气下陷所致。若病者沉静嗜卧,阴寒内盛而已,今病者神志模糊,躁动不安,为残阳外扰,神不守舍之征。若再伴见四肢逆冷,阳气已绝,故为死候。

此条与上吴茱萸汤在症状有相似之处,但其背后本质迥然不同,具体参看吴茱萸汤条文。

②【医理探微】

此条及上五条是从不同的角度论述了阳气败亡之证。少阴病寒化证的病机为阳衰阴盛。其预后重在阳气的存亡,即"有阳则生,无阳则死"。

少阴与太阳为表里,而少阴亦自有表里,经病为在表,脏病为在里也。浮沉而身发热,为病在表;脉细沉数,身不发热,为病在里。病在表者可发汗,如麻黄附子细辛汤之例是也;病在里而汗之,是竭其阴而动其血也,故曰不可发汗。

少阴病,脉微,不可发汗,亡阳故也。阳已虚,尺脉弱涩者,复不可下之。

少阴虽为阴脏,而元阳寓焉,故其病有亡阳、亡阴之异。脉微者为亡阳,脉弱涩者为亡阴。发汗则伤阳,故脉微者,不可发汗;下则伤阴,故阳已虚而尺脉弱涩者,非特不可发汗,亦复不可下之也。

少阴病,但厥无汗,而强发之,必动其血。未知从何道出,或从口鼻,或从目出,是名下厥上竭,为难治。

少阴中寒,但厥无汗,邪方内淫而气不外达,非可得汗愈者。而强发之,则汗必不出,而血反自动,或口鼻。或目,随其所攻之道而外出也。盖发汗之药,其气上行,而性多剽悍,不得于气,则去而之血,必尽其性而后止耳。然既脏虚邪入,以致下厥,而复迫血妄动,以致上竭[①]。上下交征,而血气之存者,无几矣,尚何以御邪而却疾耶?故曰难治。

少阴病,咳而下利,谵语者,被火气劫故也,小便必难,以强责少阴汗也。

少阴之邪,上逆而咳,下注而利矣。而又复谵语,此非少阴本病,乃被火气劫夺津液所致。火劫,即温针灼艾之属。少阴不当发汗,而强以火劫之,不特竭其肾阴,亦并耗其胃液。胃干则谵语,肾燥则小便难也。

卷八 厥阴篇

清 饲鹤山人尤怡在泾注
鄞县曹赤电炳章图点

辨列厥阴条例大意

厥阴为阴之尽,为脏之极。阴极而尽,则必复反而之阳。故厥阴之生死,在厥热之进退也。本篇于厥阴脉证之下,先辨厥热进退,所以明生死之机。次论生死微甚,所以明阴阳之故也。而厥阴有热,虑其伤阴,必以法清之;厥阴有寒,虑其伤阳必以法温之,一如少阴之例也。盖厥阴、少阴,同为阴脏,而俱属阳火,故于二者群分类聚,欲学者明辨而深思之耳①。其次为厥阴汗下诸禁,盖欲蒙其利,不可不知其害也。其次为厥阴简误,以厥阴篇中,杂入太阴、少阴、太阳之文,传误已久,习焉不察,特检出之。其次为瘥后劳复等法,则去疾者,莫若尽之意也。凡六十二条,为一卷。

厥阴诸法

厥阴病脉证五条

厥阴之为病,消渴,气上冲心,心中疼热,饥而不欲食。食则吐蛔,下之利不止。

①【医理探微】

后世医家对厥阴病篇认识争论较多,如陆渊雷即认为该篇内容庞杂,为"杂凑成篇",是"千古疑案"。尤氏对该篇内容条分缕析,极有见地。我们结合前期研究,提出厥阴有两个不同的子系统:一是本于阴阳学说,"两阴交尽,一阳初生",又称"一阴","一阴至绝作朔晦",厥,尽也;处阴尽阳生的阶段,是对阴阳交接转化之机的形象描述。具有物极必反、阴尽阳生的变化特点。二是基于脏腑、经络气血理论,包括手厥阴心包与足厥阴肝。

基于上述不同认识,对厥阴病内容的把握可依照下述两种不同的途径:从脏腑、经络及其生理功能失常的角度分析,所述厥阴病证应包括厥阴肝、心包所属脏腑、经络的病理变化在内,从《伤寒论》固有内容来看,又更多侧重于足厥阴肝经所属脏腑、经络病理改变及其诊治的描述,诸如肝郁气滞、肝邪乘犯脾胃、肝热下迫大肠、肝血不足复受寒凝等;若基于阴阳学说厥阴而论,则厥阴病证包含由阴阳失去正常交通而致阴阳阻隔的厥证及阴阳消长、阴极阳复而致的厥热胜复证。当然,上述两类病证并非互不相干,其间又存在相互联系,如由肝气郁滞或肝血不足复受寒邪凝滞导致阴阳阻隔的厥证,其性质又属于阴阳学说厥阴病范畴。

伤寒之病，邪愈深者，其热愈甚。厥阴为阴之尽，而风木之气，又足以生阳火而铄阳津，津虚火实，脏燥无液，求救于水，则为消渴。消渴者，水入不足以制热，而反为热所消也[1]。气上冲心，心中疼热者，火生于木，肝气通心也。饥而不欲食者，木喜攻土，胃虚求食，而邪热复不能消谷也。食入即吐蛔者，蛔无食而动，闻食臭而出也。下之利不止者，胃家重伤而邪热下注也。此厥阴在脏之的证，病从阳经传入者也。

伤寒四五日，腹中痛，若转气下趋少腹者，此欲自利也。

伤寒四五日，正邪气传里之时，若腹中痛而满者，热聚而实，将成可下之证。兹腹中痛而不满，但时时转气，下趋少腹者，热不得聚而从下注，将成下利之候也。而下利有阴阳之分：先发热而后下利者，传经之热邪内陷，此为热利，必有内烦脉数等证；不发热而下利者，宜中之阴邪下注，此为寒利，必有厥冷脉微等证，要在审问明白也。

下利，寸脉反浮数，尺中自涩者，必圊[2]脓血。

此阳邪入里而作下利之证。寸浮数者，阳邪强也；尺中涩者，阴气弱也。以强阳而加弱阴，必圊脓血。

下利，脉沉而迟，其人面少赤，身有微热，下利清谷者，必郁冒汗出而解，病人必微厥。所以然者，其面戴阳，下虚故也。

下利清谷，脉沉而迟，阴在里在下也；面少赤，身有微热，阳在上在外也[3]。夫阴内阳外而为病者，必得阳入阴出而后解。而面虽赤而未甚，身虽热而赤微，则其阳之发露者，仅十之三，而潜脏者，尚十之七也[4]。脏而能动，必当与阴相争，争而未胜则郁冒，争而既胜则汗出。汗出而内伏之阴从外出，外出之阳从内入，而病乃解矣。然此证下虚

---

① 【注文浅释】

消渴一症，顾名思义是指渴饮如消，即口渴尤甚，饮水量大，饮不解渴似随饮随消。前太阳篇蓄水证之消渴，其病机为气化失常，水饮内停，津不上承。具有渴不欲饮，或少量热饮，或水入则吐，舌淡苔白等特点。厥阴提纲证之消渴，阴阳气俱不足，加之相火亢盛，灼伤肝阴所致。正如张卿子所言"尝见厥阴消渴数证，舌尽红赤，厥冷脉微，渴甚，服白虎、黄连等汤，皆不救。"此两证之消渴，一为寒，一为热；一为水气，一为里热。

---

② 【注文浅释】

圊（qīng）：厕所，此处为动词，入厕解便之意。

---

③ 【注文浅释】

阴阳互用互根，孤阴不生，孤阳不长，注释大有《内经》学术绪余。

---

④ 【注文浅释】

尤氏从量的角度对阴阳违和状态作出细致分析，指出郁冒汗出而解前提，认识深入独到，极见地！

无气,中上不守,惟借君主之灵,以收散亡之气,而驱沉伏之阴。郁冒汗出,则心君震怒之候也。譬之澶渊之役[①],苟非真宗锐意亲征,则契丹大举之寇,必不能却。然而安危反掌,中外震惊,病人所以必微厥也。设非下虚之故,何至危殆若是。然或真阳毕露,则必不能与邪争,不争亦必无幸矣。

病者,手足厥冷,不结胸,少腹满,按之痛者,此冷结在膀胱关元也。

手足厥冷,原有阴阳虚实之别。若其人结胸,则邪结于上而阳不得通。如后所云:病人手足厥冷,脉乍紧,邪结在胸中,当须吐之,以通其阳者也。若不结胸,但少腹满,按之痛者,则是阴冷内结,元阳不振,病在膀胱关元之间,必以甘辛温药,如四逆、白通之属,以救阳气而驱阴邪也。

厥阴进退之机九条

伤寒一二日,至四五日而厥者,必发热,前热者后必厥,厥深者热亦深,厥微者热亦微。厥应下之,而反发汗者,必口伤烂赤[②]。

伤寒一二日至四五日,正阴阳邪正交争互胜之时。或阴受病而厥者,势必转而为热,阴胜而阳争也;或阳受病而热者,甚则亦变而为厥,阳胜而阴被格也。夫阳胜而阴格者,其厥非真寒也,阳陷于中,而阴见于外也。是以热深者厥亦深,热微者厥亦微,随热之浅深,而为厥之征甚也[③]。夫病在阳者宜汗,病在里者宜下。厥者热深在里,法当下之,而反发汗,则必口伤烂赤[④]。盖以蕴隆之

①【注文浅释】

宋景德元年(1004年)北宋与辽国之间发生于澶州(今河南濮阳)的一场战役,是宋辽战争中的最后一次作战,最后以订立澶渊之盟落下帷幕。此战结束了百余年的动乱局面,使宋辽两国之间维持了大约120年的和平局面。

此处借喻患病机体阴阳相争后趋于阴阳平和的状态。

②【临证薪传】

尤氏释文尚切,唯对本条临床意义论述似嫌不足。条文所述临床表现是先发热后有厥逆,结合后续条文更有先厥逆、后发热,或先厥逆、后发热、下利等不同情形,这些论述都是热厥不同发病形式及症状表现。至于条文中有关时日的描述涉及时空节律问题,仅供参考,不必拘泥,临床实践中知晓这一现象即可。

该条文所述与临床感染性疾病的病理演变有较多相似之处,如中毒性肺炎休克过程见及厥、热问题;其次,中毒性菌痢等可厥、热、利并见。这类疾病虽见厥逆,但治却以清、下法为主,不可见厥则用温补。

疾病不同时日的相应转归也给临床以启示,要善于把握时机,在热厥阶段及时攻下,使热毒外泄,防止损耗阳气后转变为寒厥,增加治疗的困难。

③【医理探微】

这里阐述的是热邪内闭,阳郁不达四肢的热厥证。特点是肢体厥冷轻重与热邪内闭程度同步,即条文"厥深者热亦深,厥微者热亦微"。

④【医理探微】

因属热厥,虽手足冷凉,但身有发热,胸腹尤甚,为真热假寒,应以清、下邪热为正治。即使需要宣散透达郁热,亦不可径用辛温发汗法,否则必助热伤阴,火邪炎上,而致"口伤烂赤"。

热,而被升浮之气,不从下出而从上逆故耳。

伤寒病,厥五日,热亦五日,设六日当复厥,不厥者,自愈。厥终不过五日,以热五日,故知自愈。

伤寒厥五日,热亦五日者,阴胜而阳复之也。至六日,阴当复胜而厥。设不厥,则阴退而邪解矣,故自愈。夫厥与热,阴阳消长之兆也。兹初病至终,其厥不过五日,而厥已而热,亦得五日,是其复之之数,当其胜之之数。所谓有阳则复,无太过亦无不及,故知其病自愈也。①

伤寒发热四日,厥反三日,复热四日,厥少热多,其病当愈。四日至七日,热不除者,其后必便脓血。

伤寒厥四日,热反三日,厥复五日,其病为进。寒多热少,阳气退,故为进也。

热已而厥者,邪气自表而之里也。乃厥未已,而热之日,又多于厥之日,则邪复转而之表矣,故病当愈,其热则除。乃四日至七日而不除者,其热必侵及营中而便脓血,所谓热气有余,必发痈脓也。厥已而热者,阳气复而阴邪退也。乃热未已而复厥,而厥又多于热之日,则其病为进。所以然者,寒多热少,阳气不振,则阴邪复胜也。要之热已而厥者,传经之证,虑其阳邪递深也;厥已而热者,直中之证,虑其阳气不振也②。故传经之厥热,以邪气之出入言;直中之厥热,以阴阳之胜复言。病证则同,而其故有不同如此。学者能辨乎此,则庶几矣!

伤寒先厥,后发热而利者,必自止,见厥复利。

伤寒先厥者,阴先受邪也;后热者,邪从阴而出阳也。阴受邪而利,及邪而出之阳,故利必自止。设复厥,则邪还入而之阴,故必复利。盖邪气在阳则生热,在阴则为厥与利,自然之道也。

伤寒,始发热六日,厥反九日而利。凡厥利者,当不能食,今反能食者,恐为除中。食以索饼,不发热者,知胃气尚在,必愈。恐暴热来,出而复去也。后三日脉之,其热续在者,期至旦日夜半愈。所以然者,本发热六日,厥反九日,复发热三日,并前六日,亦为九日,与厥相应,故期至旦日夜半愈。后三日脉之,而脉数,其热不罢者,此为热气有余,必发痈脓也。

伤寒始发热六日,厥反九日而又下利者,邪气从阳之阴,而盛于阴也。阴盛则当不能食,而反能食者,恐为除中。中者,胃中之阳气也。除去而尽之也。言胃气为邪气所迫,尽情发露,不留余蕴也。不发热,不字当作若,谓试以索饼食之,若果胃气无余,必不能蒸郁成热①;今反热者,知胃气尚在,非除中之谓矣。而又恐暴热暂来而复去,仍是胃阳发露之凶征也。后三日脉之,而其热仍在,则其能食者,乃为胃阳复振无疑。故期至旦日夜半,其病当愈。所以然者,本发热六日,厥反九日,热少厥多,其病当进,兹复发热三日,并前六日,亦为九日,适与厥日相应,故知其旦日夜半,其病当愈。旦日,犹明日也。然厥与热者,阴阳胜负之机,不可偏也。偏于厥则阴胜而碍阳矣,偏于热则阳胜而碍阴矣。后三日脉之,而脉反加数,热复不止,则阳气偏胜,必致伤及营血,而发为痈脓也。

伤寒,先厥后发热,下利必自止;而反汗出,咽中痛者,其喉为痹②。发热无汗,而利必自止;若不止,必便脓血。便脓血者,其喉不痹。

伤寒之邪见于阳者,不必见于阴;见于下者,不必见于上。厥已而热,下利自止者,阴邪转而之阳也。设得汗出,其邪必解。而咽中痛者,未尽之热,厥而上行也,故其喉为痹。发热无汗者，邪气郁而在阳也，虽下利，法当自止。而反不止者，以无汗出，热仍从里行也，故必便脓血。便脓血者，其喉不痹，邪在下者，则不复在上也。

伤寒，热少厥微，指头寒，默默不欲食，烦躁数日，小便利色白者，此热除也。欲得食，其病为愈。若厥而呕，胸胁烦满者，其后必便血。

热少厥微，指头寒，邪气自微也。默默不欲食，烦躁，邪欲传里也。里受邪而热，则其小便必不利，虽利其色必不白。至数日，小便利，色白，知其热已除也。本默默不欲食，忽欲得食，知其胃已和也。热除胃和，其病则愈。而厥阴之脉，挟胃上膈布胁肋，若其邪不解，淫溢厥阴之位，则为厥而呕，为胸胁烦满也。凡病上行极者，必下行主血，而病为热，血为热迫，注泄于下，则其后必便血也。

凡厥者，阴阳气不相顺接，便为厥。厥者，手足逆冷是也。

按经脉，足之三阴三阳，相接于足十指，手之三阴三阳，相接于手十指。故阴之与阳，常相顺接者也。若阳邪内入，阴不能与之相接，而反出于外，则厥；阴邪外盛，阳不能与之相接而反伏于中，亦厥①。是二者，虽有阴阳之分，其为手足逆冷一也。

厥阴生死微甚之辨十五条

厥阴中风，脉微浮为欲愈，不浮为未愈。

此厥阴经自受风邪之证。脉浮为邪气少，浮为病在经。经病而邪少，故为欲愈。或始先脉不微浮，继乃转而为浮者，为自阴之阳之候，亦为欲愈。所谓阴病得阳脉者，生是也。然必兼有发热微汗等候，仲景不言者，以脉

① 【医理探微】
　　本条论述厥证的基本病理与证候特征。厥，即厥逆，指手足逆冷的症状。厥，是厥阴病的常见症状，存在于寒证、热证之中。凡厥，不论属寒、属热，其发生机制均为"阴阳气不相顺接"。阴主内，阳主外，阴阳气不相顺接，应指表里内外之气不相接续。人体在正常情况下，阴阳相贯，如环无端。阴阳之气相辅相成，相互维系，气血和顺，而厥逆不生。一旦阴阳气血失去平衡，或阴阳之气不相贯通，则生厥逆。若阴寒独盛，阳气虚衰，阳气不能温养充达四肢而产生寒厥；若内热盛极，阳气被遏，热盛阳郁，阳气不达四末而发为热厥等。由此可见，寒厥、热厥性质虽然有异，然阴阳气不相顺接则一。厥证的临床特征为手足逆冷，厥阴为阴尽阳生，主一身阴阳气的交接转换，故厥逆一症亦为厥阴病的特征之一。

该证也。若不浮则邪著阴中,漫无出路,其愈正未可期,故曰不浮为未愈。

伤寒下利,日十余行,脉反实者死。

伤寒下利,至日十余行,邪既未尽,而正已大惫矣。其脉当微或弱,而反实者,是邪气有余,所谓病胜脏也,故死。

下利,脉沉弦者,下重也;脉大者,为未止;脉微弱数者,为欲自止,虽发热不死。

沉为里为下,弦为阴。下利,脉沉弦者,阴邪在里而盛于下,故下重也。脉大者,邪气盛。《经》曰:大则病进,故为未止。脉微弱,为邪为微,数为阳气复。阴寒下利,阳复而邪微,则为欲愈之候。虽复发热,亦是阳气内充所致,不得比于下利发热者死之例也。

下利,有微热而渴,脉弱者,令自愈。

下利,脉数,有微寒,汗出,令自愈。设复紧,为未解。

此二条,亦为阴邪下注者设。微热而渴,与脉数有微热汗出,并阳气内充之象,而脉弱,又阴气衰退之征,故令自愈。夫脉弱者,脉紧去而转弱也。设复紧,则阴邪仍盛,其病岂能遽已耶?

下利,脉数而渴者,令自愈。设不瘥,必圊脓血,以有热故也。

此亦阴邪下利,而阳气已复之证。脉数而渴,与下利有微热而渴同意。然脉不弱而数,则阳之复者已过,阴寒虽解,热气旋增,将更伤阴而圊脓血也。

发热而厥七日,下利者,为难治。

发热而厥者,身发热而手足厥,病属阳而里适虚也。至七日,正渐复而邪欲退,则当厥先已而热后除。乃厥热如故,而反加下利,是正不复而里益虚矣。夫病非阴寒,则不可以辛甘温其里；而内虚不足，复不可以苦寒坚其下。此其所以为难治也。

伤寒发热，下利厥逆，躁不得卧者，死。

伤寒发热，下利厥逆者，邪气从外之内，而盛于内也。至躁不得卧，则阳气有立亡之象，故死。此传经之邪①，阴气先竭，而阳气后绝者也。

伤寒发热，下利至甚，厥不止者，死。

发热甚，下利厥逆，证与上同。而下利至甚，则阴欲亡；厥逆不止，则阳亦伤，虽不躁犹死也。此亦传经之邪，阴先竭而阳后绝者也。

伤寒六七日，不利，便发热而利，其人汗出不止者，死。有阴无阳故也。

寒伤于阴，至六七日发热者，阳复而阴解，虽下利犹当自止，所谓伤寒先厥后发热而利者，必自止也。乃伤寒六七日，本不下利，而忽热与利俱见，此非阳复而热也，阴内盛而阳外亡也。若其人汗出不止，则不特不能内守，亦并无为外护矣。是谓有阴无阳，其死必矣。

下利，手足厥冷，无脉者，灸之不温。若脉不还，反微喘者，死。

阴寒下利，而至厥冷无脉，阳气将竭而死矣。灸之，所以通既绝之阳。乃厥不回，脉不还而反微喘，残阳上奔，大气下脱故死。

下利后，脉绝，手足厥冷，晬时②脉还，手足温者生，脉不还者死。

晬时，周时也。下利后脉绝，手足厥冷者，阴先竭而阳后绝也。是当俟其晬时，经气一周，其脉当还，其手足当温，若脉不还，其手足亦必不温而死矣。

伤寒六七日，脉微手足厥冷，烦躁，灸厥阴，厥不还

者,死。

伤寒六七日,阳气当复,阴邪当解之时。乃脉不浮而微,手足不烦而厥冷,是阴气反进,而阳气反退也。烦躁者,阳与阴争,而阳不能胜之也。灸厥阴,所以散阴邪而复阳气,阳复则厥自还。设不还,则阳有绝而死耳。是故传经之邪至厥阴者,阴气不绝则不死;宜中之邪入厥阴者,阳气不复则不生也。

伤寒脉迟,六七日,而反与黄芩汤彻其热。脉迟为寒,今与黄芩汤,复除其热,腹中应冷,当不能食,今反能食,此名除中,必死。

脉数为热,脉迟为寒,诊家之大要也。热者清之,寒者温之,医家之大法也。乃伤寒脉迟至六七日而不变,其为寒无疑矣。而反与黄芩汤,复除其热,是以寒益寒也,于是阳气消亡阴寒独胜。法当腹中冷而不能食,今反能食者,非胃气盛也。胃中之阳,发露无余,譬之贫儿夸富,罄诸所有而暴之于外,虽炫耀目前,然其尽可立而待也。故直断之曰:此名除中,必死。

厥阴病,欲解时,从寅至卯上。

厥阴属风木之脏,寅卯为木旺之时,脏气胜而邪气解,亦如三阳及太少二阴之例也。

厥阴清法五条

厥阴病,渴欲饮水者,少少与之愈。

厥阴之病,本自消渴,虽得水未必即愈。此云渴欲饮水,少少与之愈者,必厥阴热邪,还返阳明之候也。热还阳明,津液暴竭,求救于水,少少与之,胃气则和,其病乃愈。若系厥阴,则热足以消水,而水岂能消其热哉[①]。

①【注文浅释】
尤氏之思有一定道理,若真是厥阴热盛之时,也绝非少少与之能解决的。此为厥阴病无疑,但属厥阴病阳复之时,出现的渴欲饮水者,并非邪热亢盛,所以,此情况不必处理,少少饮水使津液渐复,自可痊愈。

下利欲饮水者，以有热故也，白头翁汤[①]主之。

伤寒自汗不渴者，为脏有寒，太阴自受寒邪也。下利欲饮水者，以里有热，传经之邪，厥阴受之也。白头翁汤，除热坚下，中有秦皮，色青味苦，气凉性涩，能入厥阴，清热祛湿而止利也[②]。

白头翁汤方

白头翁二两　黄连　黄柏　秦皮各三两

上四味，以水七升，煮取二升，去滓。温服一升，不愈，更服一升。

热利下重者，白头翁汤主之。

伤寒热邪入里，因而作利者，谓热利。下重，即后重。热邪下注，虽利而不得出也。白头翁，苦辛除邪气；黄连、黄柏、秦皮，苦以坚之，寒以清之，涩以收之也。

下利后更烦，按之心下濡者，为虚烦也，宜栀子豉汤。

下利后更烦者，热邪不从下减而复上动也。按之心下濡，则中无阻滞可知，故曰虚烦。香豉、栀子能彻热而

① 【临床薪传】

白头翁汤为治疗厥阴热利的主方，它与葛根黄芩黄连汤治阳明肠热下利不同，主要与肝热下迫大肠有关。程郊倩说："下重者，厥阴经邪热下入于大肠之间。肝性急速，邪热甚则气滞壅塞其恶浊之物，急欲出而不得，故下重也。"汪苓友说："肝主疏泄，而反下重者，邪热壅瘀，气滞而不行也。"白头翁、秦皮皆能清热凉肝，佐以黄连、黄柏清湿热解毒。本方除用于湿热痢疾之外，还可用于肠风下血，男子偏坠疝疾。现代临床证明，不管是阿米巴，还是细菌痢，只要证属湿热，用之都有效果。但是必须注意邪实而正不虚，如果稍有虚象，即不可用。

【案例犀烛】

张某，男，36 岁，2009 年 8 月 23 日初诊，主诉：下痢脓血 2 日，加重半天。身困乏力 7 天，纳差。3 天前连吃两顿剩饭，饭有腐味，同日又食用生黄瓜，次日开始腹痛、腹胀、干呕，里急后重，开始腹泻，脓血渐多，大便频数，质黏稠如胶冻，肛门有灼热感，小便黄，舌红苔厚腻微黄，脉滑微数。诊断为湿热痢，治则清肠解毒、利湿和胃。选方白头翁汤加味，药用白头翁 20 克，黄连 15 克，黄柏 12 克，陈皮 12 克，苍术 12 克，白芍 15 克，厚朴 12 克，金银花 15 克，木香 12 克，延胡索 12 克，甘草 6 克。四剂水煎服，日服 2 剂，每 4 小时服汤剂 1 次，禁食 24 小时后改为无渣流食。二诊，在白头翁汤基础上加苍术 9 克，白扁豆 20 克，淡竹叶 6 克，茯苓 10 克，木通 6 克，白术 10 克，川楝子 10 克，甘草 6 克。3 剂后诸症消失，嘱其 7 日内注意饮食清洁，勿食生冷，勿饮酒。[《中医学报》，2011，26（4）：492]

按：白头翁汤治疗湿热毒痢疗效确切，其主证为下利便脓血，需与少阴病桃花汤证相区别，前者属热证、实证，泻下脓血色鲜红伴口渴喜冷饮，后者属虚证、寒证，泻下脓血色晦暗，滑脱不禁。此外，本方所治之证与黄芩汤所治热利亦当区分，白头翁汤主治肝经湿热，病位在脏，以清热解毒燥湿为主；黄芩汤侧重清少阳胆热，病位在腑，治疗以清解胆热为主。

② 【临证薪传】

从伤寒论学用药，这为其代表之一，秦皮性收涩，常规热盛下利不可用之，但仲景应用，思之即可得出新结论：秦皮清热收涩，但不助邪。这是该药独特之处，所以过去有小儿痢疾以一味秦皮煮水治疗，可谓标本同治。

类似例子还有很多，值得挖掘，如此应用非中药教材所能习得。

除烦。得吐，则热从上出而愈，因其高而越之之意也。

伤寒六七日，大下后，寸脉沉而迟，手足厥逆，下部脉不至，咽喉不利，吐脓血，泄利不止者，为难治，麻黄升麻汤主之。

伤寒六七日，寒已变热而未实也。乃大下之，阴气遂虚，阳气乃陷。阳气陷，故寸脉沉而迟；阴气虚，故下部脉不至。阴阳并伤，不相顺接，则手足厥逆。而阳邪之内入者，方上淫而下溢，为咽喉不利，为吐脓血，为泄利不止。是阴阳上下并受其病。而虚实冷热，亦复混淆不清矣。是以欲治其阴，必伤其阳；欲补其虚，必碍其实，故曰此为难治。麻黄升麻汤，合补泻寒热为剂，使相助而不相悖，庶几各行其事，而并呈其效①。方用麻黄、升麻，所以引阳气发阳邪也；而得当归、知母、葳蕤、天冬之润，则肺气已滋，而不蒙其发越之害矣；桂枝、干姜，所以通脉止厥也；而得黄芩、石膏之寒，则中气已和，而不被其燥热之烈矣；其芍药、甘草、茯苓、白术，则不特止其泄利，抑以安中益气，以为通上下、和阴阳之用耳。

麻黄升麻汤方

麻黄二两半，去节　当归　升麻各一两一分　知母　黄芩　葳蕤各十八铢　石膏绵裹，碎　白术　干姜　白芍　天冬去心

桂枝　茯苓　甘草炙，各六铢

上十四味，以水一斗，先煮麻黄一二沸，去上沫，纳诸药，煮取三升，去滓。分温三服，相去如炊三斗米饭顷，令尽汗出愈。

① 【临证薪传】

麻黄升麻汤是针对病情特别复杂而制定的处方。因为该证的关键病机是邪陷阳郁，所以方中重用麻黄升麻为君，目的在于发越郁阳。喉痹唾脓血，乃肺热伤阴，故佐以清肺滋阴。泄利不止，乃脾伤气陷，故佐以健脾温阳。药味虽多，仍然是重点突出，主次分明，决不同于杂凑成方。

【案例犀烛】

王某，男，60岁。1997年4月诊。患腹泻近2个月，稀便日六七次，食谷不化，手足欠温，口燥咽干，但欲漱水不欲咽，半月前曾服理中汤3剂，服后咽干咳甚，泄利不减，舌质红嫩，苔白如薄霜，脉沉。证属上热下寒症，服理中则增上热，予寒凉则泻利甚，宜治寒热并用，攻补兼施，予麻黄升麻汤：麻黄12克（先煎去沫），升麻、桂枝、石膏、干姜、白术、白芍各10克，茯苓15克，当归、知母、黄芩、葳蕤、天冬、炙甘草各6克。水煎温服，每日1剂，7剂后病告痊愈。[《陕西中医》，2002，23(1)：76-77]

按：麻黄升麻汤主治邪陷阳郁，寒热错杂之证，属于中医运用复法、大方的代表，融清、温、补、泻、宣、散于一体，补而不敛邪，散而不伤阴，药效互补，清上温下，滋阴和阳，发越郁阳。具有药味多，剂量小但重点突出的特点。本案口燥咽干、但欲漱水不欲咽本已显露阴伤内热之机，复又过用温燥，火炽上炎因致咽干疼甚之症，虽与吐脓血等表现有异，实则阴伤里热之机相似；泄利不减，完谷不化，下寒之证明显，合而观之，本证并非纯粹虚证，并有热郁在内、阴液暗耗之复杂病证。该方与乌梅丸、干姜芩连人参汤所治之证区别在于：麻黄升麻汤证病位在肺、脾，后二方证均见胃热脾寒，以此为辨。

①【临证薪传】

乌梅丸证,尤氏从治蛔角度解释,未对主久利进行分析,这难免玉瑕被掩,乌梅丸之应用被局限。

临床使用于蛔厥证,确实具有较好的效果,以致长期以来视乌梅丸为治蛔的专方,直至现代的《方剂学讲义》,仍以乌梅丸为驱蛔剂的代表方。其实制蛔仅是乌梅丸作用的一个方面。

历代医家对乌梅丸多有发挥,尤其是叶天士于"木犯阳明之疟痢,必用乌梅丸法而化裁之,柔则加白芍、木瓜之类,刚则加吴萸、香附之类,不用细辛、黄柏。若久痢纯然厥阴见证,但无犯阳明之呕而不食撞心者,则又纯乎用柔。"师其法而不泥其方,对乌梅丸的组方意义有着深入、全面的认识,不但善于化裁加减,而且能根据病情需要,创制出新的方剂。实践证明,乌梅丸不仅对胆道蛔虫与蛔虫性肠梗阻等有较好的疗效,不管外感(温病、暑病)内伤(慢性胃炎、慢性结肠炎、久痢、久疟等),只要具有寒热错杂的厥阴病证,用之都有一定效果。

②【案例犀烛】

徐某,女,32岁,教师,2003年11月20日初诊。患偏头痛6年,每因疲劳或情绪变化而诱发,头痛如裂,以巅顶为甚,6年来发作频繁,且疼痛逐年加重,用过许多中西药物(如麦角胺、琥珀酸舒马普坦片、丙戊酸钠、天麻钩藤饮、归脾汤、清震汤、散偏汤、正天丸等)或无效或效果不佳,以致每次发作均需服用去痛片,服后头痛虽止,但头脑不清爽且心中嘈杂。此次发作无明显诱因,右侧头痛,痛势甚剧,连及眼耳,且心

厥阴温法十条

伤寒脉微而厥,至七八日,肤冷,其人躁无暂安时者,此为脏厥,非蛔厥也。蛔厥者,其人当吐蛔,今病者静而复时烦,此为脏寒,蛔上入膈,故烦,须臾复止,得食而呕,又烦者,蛔闻食臭出,其人当自吐蛔。蛔厥者,乌梅丸主之。又主久痢。

伤寒脉微而厥,寒邪中于阴也。至七八日,身不热而肤冷,则其寒邪未变可知。乃其人躁无暂安时者,此为脏厥发躁,阳气欲绝,非为蛔厥也。蛔厥者,蛔动而厥,其人亦躁,但蛔静则躁亦自止,蛔动则时复自烦,非若脏寒之躁无有暂安时也。然蛔之所以时动而时静者,何也?蛔性喜温,脏寒则蛔不安而上膈,蛔喜得食,脏虚则蛔复上而求食,甚则呕吐,涎液从口中出。按古云:蛔得甘则动,得苦则安。又曰:蛔闻酸则静,得辛热则止。故以乌梅之酸,连、柏之苦,姜、辛、归、附、椒、桂之辛,以安蛔温脏而止其厥逆,加人参者,以蛔动中虚,故以之安中而止吐,且以御冷热诸药之悍耳[①]。

乌梅丸方[②]

乌梅三百个　黄连一斤　干姜十两　细辛　附子炮　桂

中疼热,嘈杂难受。苔薄黄,脉细数。脑电图、脑血流图、CT等检查均无异常发现。西医诊断:血管神经性头痛。中医诊断:偏头痛。给予厥阴寒热错杂之乌梅丸。药用:乌梅30克、黄连、黄柏、当归、党参、花椒、桂枝、麻黄

各9克,附子9克,干姜、细辛各6克,川芎15克。连服6剂,头痛减轻,睡眠转佳,舌脉同前,原方继服7剂,诸症消失。再服3剂以巩固疗效,2年后随访未复发。[《河南中医》,26(3):14-15]

按:人们长期以来对乌梅丸

枝　人参　黄柏各六两　当归　蜀椒各四两

上十味,异捣筛,合治之。以苦酒渍乌梅一宿,去核蒸之五升米下,饭熟捣成泥,和药令相得,内曰中,与蜜杵二千下,丸如桐子大。先食饮,服十丸。日三服,稍加至二十丸。禁生冷、滑物、臭食等。

干呕,吐涎沫,头痛者,吴茱萸汤主之。③

干呕,吐涎沫者,厥阴寒邪上攻阳明也。头痛者,厥阴之脉上出额,与督脉会于巅,寒气随经上入于头,故痛也。然头者,诸阳之会,以阴邪而得干之,其阳不振甚矣。故以吴茱萸辛热,入厥阴散寒邪为君;生姜辛温,和胃止呕吐为臣;人参、大枣甘温,助正气养阳气为佐也。

手足厥寒,脉细欲绝者,当归四逆汤主之。若其人内有久寒者,宜当归四逆加吴茱萸生姜汤主之。

手足厥寒,脉微欲绝者,阳之虚也,宜四逆辈。脉细欲绝者,血虚不能温于四末,并不能荣于脉中也。夫脉为血之腑,而阳为阴之先,故欲续其脉,必益其血,欲益其血,必温其经。方用当归、芍药之润以滋之,甘草、大枣之甘以养之,桂枝、细辛之温以行之;而尤藉通草之入经通脉,以续其绝而止其厥。若其人内有久寒④者,必加吴茱萸、生姜之辛以散之,而尤借清酒之濡经浃脉,以散其久伏之寒也。

的认识集中在对蛔虫的作用方面,并因此有了延续很久的蛔虫"得酸则静,则辛则伏,得苦则下"的方义诠释,这一方解使人们对该方功效、主治的认识陷于片面,导致后人在临床应用该方时产生了颇多困惑。其实,乌梅丸除具有明确的安蛔、驱蛔效应外,更具有调节机体脏腑功能(如缓肝、清胃、温脾)的效用,这一作用特征即是当前将乌梅丸广泛用之于杂病治疗的基础,甚至亦是该方发挥安蛔、驱蛔效应的重要因素。因此,对该方功效、主治的认识应跳出过去认识的框框,如此才能真正正确地应用该方。结合《伤寒论》"又主久利"及本案用治头痛,相信对该方临床应用规则的把握应该变得更加容易。

③【临证薪传】
吴茱萸汤温降肝胃,泄浊通阳,主治厥阴肝寒犯胃,浊阴上逆诸证。

【案例犀烛】
张某,女,47岁,会计。巅顶痛已10年,时好时犯,屡治不效。夏夜于室外乘凉,感受风寒,头剧痛,巅顶尤甚,痛欲撞墙,面色青,手足冷,恶心,吐清水,无臭味。脉沉弦紧,舌质略紫暗,苔白润。诊为厥阴头痛,予吴茱萸汤。处方:吴茱萸12克,党参12克,生

姜15克,炙甘草6克,大枣4克,配合针刺上星透百会、合谷、太冲。2剂而痛缓,6剂痛止。后予逍遥散加吴茱萸,至今未发。[《陕西中医》,2006,27(1):104]
按:肝脉上出额,与督脉会于巅,厥阴寒浊循经上干则巅顶痛。厥阴头痛特点是或干呕或吐涎沫,头痛在巅顶。其与三阳经呕吐、头痛区别在于:伴随症状及疼痛部位不同。太阳病头痛呕吐,常伴发热恶寒、脉浮等;阳明病头痛呕吐多伴大便秘结,心烦,舌红苔燥等;少阳呕吐头痛常伴往来寒热、胸胁不适、脉弦等。

④【注文浅释】
久寒:脏腑陈寒痼冷。

① 【临证薪传】

当归四逆汤养血散寒,是治厥阴血虚寒凝致厥的主方。论中提出"手足厥寒,脉细欲绝"就是有别于少阴阴盛阳虚的辨证要点。从临床来看,血栓闭塞性脉管炎、早期雷诺氏病、痛经等病证,只要符合血虚寒凝病机,使用当归四逆汤都有较好的疗效。

【案例犀烛】

朱某,女,32岁,工人。两手发作性紫绀2年余。症状尤以冬季为著,多因寒冷刺激而发。发时指尖先变为苍白色,继之转为青紫色,伴有针刺样疼痛和麻木感,缓解后仍有烧灼感,后逐渐恢复正常,给予保暖则发作减少,或发作后亦较快恢复正常。医者均诊断为雷诺氏综合征,曾服过烟酸、利血平、苯苄胺等药,收效甚微。诊见消瘦,面色萎黄,舌淡红、苔薄白,脉细涩。证属气血两虚,寒凝血瘀。治以温经散寒,养血通脉。处方:当归15克,白芍、桂枝、桃仁各10克,细辛、通草、红花、制附子、甘草各6克,大枣3枚。每日1剂,水煎2次,混合后分早晚温服,嘱其注意四肢保暖,避免情志刺激,服药10余剂而瘥,随访1年未复发。[《新中医》,1998,30(8):49]

按:本例为中年女性,平素气血两虚是其本,本虚则不耐寒邪浸淫,每遇寒冷即发。当归四逆汤养血通脉,温经散寒确为正治。同是四逆证,其与四逆汤、四逆散所治之证不同。当归四逆汤主治血虚寒凝厥证,重在养血散寒,温通经脉,病在血分;四逆汤主治少阴阳气虚衰,阴寒内盛的阳虚厥证,回阳救逆,温阳散寒,病在气分;四逆散主治肝胃气滞,阳郁不达之气郁厥逆,故病势相对较缓,厥逆亦轻,与上述两证有虚、实之别。

当归四逆汤方①

当归三两　桂枝三两　芍药三两　细辛二两　通草二两

甘草二两,炙　大枣二十枚

上七味,以水八升,煮取三升,去滓。温服一升,日三服。

当归四逆加吴茱萸生姜汤方

当归二两　桂枝三两　白芍三两　细辛三两　甘草二两,炙

通草二两　大枣十二枚　吴茱萸二升　生姜半斤,切

上九味,以水六升,清酒六升,和煮取五升,去滓。温分五服。一方水酒各四升。

大汗出,热不去内拘急,四肢疼,又下利厥逆而恶寒者,四逆汤主之。

此过汗伤阳,病本热而变为寒之证。大汗出,热不去者,邪气不从汗解,而阳气反从汗亡也。阳气外亡,则寒冷内生,内冷则脉拘急而不舒也。四肢者,诸阳之本,阳虚不足,不能实气于四肢,则为之疼痛也。甚至下利厥逆而恶寒,则不特无与内守,亦并不为外护矣。故必以四逆汤,救阳驱阴为主。余谓传经之热,久亦成阴者,此类是也。

大汗若大下利,而厥逆者,四逆汤主之。

此亦阳病误治而变阴寒之证。成氏所谓大汗若大下利,表里虽殊,其亡津液损阳气一也。阳虚阴胜,则生厥逆,虽无里急下利等证,亦必以救阳驱阴为急。《易》曰:履霜坚冰至。阴盛之戒,不可不凛也。

伤寒脉促，手足厥逆者，可灸之。

脉阳盛则促，阴盛则结。手足厥逆而脉促者，非阳之虚，乃阳之郁而不通也。灸之所以引阳外出。若厥而脉微者，则必更以四逆汤温之，岂特灸之哉！

呕而脉弱，小便复利，身有微热，见厥者，难治。四逆汤主之。

脉弱便利而厥，为内虚且寒之候。则呕非火邪，乃是阴气之上逆；热非寒邪，乃是阳气之外越矣，故以四逆汤救阳驱阴为主。然阴方上冲而阳且外越，其离决之势，有未可即为顺接者，故曰难治。或曰，呕与身热为邪实，厥利脉弱为正虚，虚实互见，故曰难治。四逆汤，舍其标而治其本也，亦通。

下利清谷，里寒外热，汗出而厥者，通脉四逆汤主之。

挟热下利者，伤在太阴之阴；中寒清谷者，伤在少阴之阳。里寒外热，汗出而厥，为阴内盛而阳外越之象。故于四逆加干姜一倍，以温里而胜寒邪。曰通脉者，盖欲使阳气内行，而厥与利俱止耳。

伤寒厥而心下悸者，宜先治水，当服茯苓甘草汤，却治其厥。不尔，水渍入胃，必作利也。

伤寒，寒胜则厥；心下有水，则悸。厥而心下悸者，寒中于阴而水聚于心下也。是宜以茯苓甘草汤，先治其水，水去然后治厥。如伤寒二三日，心中悸而烦者，先服建中汤之意也。建中者，建立中气，恐其中虚而邪易入，邪入则烦不止矣。茯苓甘草汤，甘淡利水益中气，恐其水渍入胃而作利，利作则厥不回矣。仲景治病，每以正气为虑如此。

伤寒本自寒下，医复吐下之，寒格更逆吐下，若食入口即吐,干姜黄连黄芩人参汤主之。

伤寒本自寒下,盖即太阴腹满自利之证,医不知而复吐下之,里气遂虚,阴寒益甚,胃中之阳被格而上逆,脾中之阴被仰而下注,得不倍增吐下乎? 至食入口即吐,则逆之甚矣。若以寒治逆,则寒下转增;或仅投温剂,则必格拒而不入。故以连、芩之苦,以通寒格;参、姜之温,以复正气,而逐阴邪也①。

干姜黄连黄芩人参汤方②

干姜三两　黄连三两　黄芩三两　人参三两

上四味,以水六升,煮取二升,去滓。分温再服。

厥阴病禁二条

伤寒五六日,不结胸,腹濡,脉虚,复厥者,不可下。此为亡血,下之死。

伤寒五六日,邪气传里,在上则为结胸,在下则为腹满而实。若不结胸,腹濡而脉复虚,则表里上下,都无结聚,其邪为已解矣。解则其人不当复厥,而反厥者,非阳热深入也,乃血不足而不荣于四末也。是宜补而不可下,下之是虚其虚也。《玉函》云:虚者重泻,其气乃绝。故死。

诸四逆厥者,不可下之,虚家亦然。

按成氏曰:四逆,四肢不温也;厥者,手足冷也。然本篇云:厥者,手足逆冷是也。又云:伤寒脉促,手足厥逆者,可灸之。其他凡言厥逆之处不一。则四逆与厥,本无分别,特其病有阴阳之异耳。此条盖言阴寒厥逆,法当温散温养之,故云不可下之。前条云厥应下之者,则言邪热

---

① 【医理探微】

本方证胃热而肠寒,故芩连与干姜并用,主治的重点是胃热呕吐,"若食入口即吐",就是审证用药的确据。兼有虚寒的一面,所以在重用苦寒泄降的同时伍以人参干姜益气温中,一以顾护正气,一以防止苦寒伤阳,药虽四味,实邪正兼顾的良剂。

本方无一味治肝药,所以与乌梅丸不同,不属于厥阴病方,列入以相互鉴别。

② 【案例犀烛】

韩某,女,28 岁。食已即吐 3日,似有气自胃脘上冲咽喉,心烦,口苦,伴腹胀,便泻 3～4 次/日。舌淡苔腻,脉弦。血、尿、便检(-)。诊断:急性单纯性胃炎。证属上热下寒。拟干姜黄芩黄连人参汤加味:黄连、黄芩各10 克,太子参 15 克,干姜、桂枝各6 克。2 剂而愈。[《北京中医》,1998,3(38): 57]

按:以上热下寒为特点,脾胃升降失调,故予黄芩、黄连清热降逆;干姜、太子参健脾和中,桂枝宣通上下、降逆平冲。其与乌梅丸、黄连汤的上热下寒区别何在? 干姜芩连人参汤证以胃热脾寒为主,病不在肝,以下利与食入即吐为特征,上热较重,因而不用壅滞之甘草、大枣;乌梅丸证病位在肝,横逆于胃乘脾,亦可见胃(上)热脾(下)寒证,但病之本与干姜芩连人参证不同;黄连汤证以腹中痛、欲呕吐为主,虽亦属胃(上)热脾(下)寒,但与干姜芩连人参汤证相较,则其上热轻而下寒重,两证性质虽同但轻重各异,中医辨证思维如此细腻,良可叹矣!

内陷之厥逆也。学者辨之^①。虚家，体虚不足之人也，虽非四逆与厥，亦不可下之。经云：毋实实，毋虚虚，而遗人夭殃。此之谓也。

简误九条^②

呕家有痈脓者，不可治呕，脓尽自愈。

痈脓者，伤寒热聚于胃口而不行，则生肿痈。而脓从呕出，痈不已则呕不止。是因痈脓而呕，故不可概以止呕之药治^③之。脓尽痈已，则呕自止。此胃痈杂病，当隶阳明，不当入厥阴也。以下九条，均非厥阴本病。叔和不察，误编厥阴篇中，兹特检出，另列简误。其他厥阴进退，及下利呕逆等证亦有不必定属厥阴者。叔和以为不便清晰，故总隶厥阴，而实为三阴并有之证。兹仍其旧，学者当以意会之。

伤寒大吐大下之，极虚，复极汗出者，以其人外气怫郁，复与之水，以发其汗，因得哕。所以然者，胃中寒冷故也。

伤寒大吐大下之，既损其上，复伤其下，为极虚矣。总有外气怫郁不解，亦必先固其里，而后疏其表。乃复饮水以发其汗，遂极汗出。胃气重虚，水冷复加，冷虚相搏，则必作哕。哕，呃逆也。此阳病误治而变为寒冷者，非厥阴本病也^④。

病人手足厥冷，脉乍紧者，邪结在胸中，心下满而烦，饥不能食者，病在胸中，当吐之，宜瓜蒂散。

脉紧为实。乍紧者，胸中之邪，能结而不能实也。夫胸中阳也，阳实气于四肢，邪结胸中，其阳不布，则手足无气而厥冷也。而胃居心下，心处胸间，为烦满，为饥而不能食，皆邪结胸中，逼处不安之故。《经》云：其高

---

①【医理探微】

尤氏之辨值得借鉴。前条言"厥应下之"与本条"不可下之"是不同范畴的两个治则，前者是论邪热致厥的治疗原则，后者是针对虚寒致厥提出的治禁。病机不同，治则相异，充分体现了辨证论治的精神。

②【注文浅释】

简误条文是尤氏区别于厥阴正治法而列举出来的，其非厥阴病范畴，或阳明病或太阴病或少阴病，从治法角度这样分类无可厚非，但条文前后关联角度，这些列在厥阴病篇，蕴含类比鉴别之意。

③【医理探微】

这里不但提出治疗禁忌，也寓有因势利导，治病求本的深意。

④【医理探微】

尤氏所言有理，本证属胃寒气逆，虽亦可用吴茱黄汤温胃降逆止哕。应注意本哕不属厥阴本证，因本哕仅病胃腑，不涉及肝脏。

者,引而越之。胸邪最高,故当吐之。瓜蒂苦而上涌,能吐胸中结伏之邪也。此证不必定属阴经,即阳病亦有之也。

伤寒哕而腹满,视其前后,知何部不利,利之愈。

哕而腹满者,病在下而气溢于上也,与病人欲吐不可下之者不同。彼为上行极而欲下,此为下行极而复上也。《经》曰:在下者,引而竭之。故当视其前后二阴,知何部不利而利之,则病从下出,而气不上逆,腹满与哕俱去矣。此热入太阴而上攻阳明之证,与厥阴无涉也^①。

呕而发热者,小柴胡汤主之。

此邪在少阳之经,非厥阴本病也,故以小柴胡汤和解少阳之邪,邪解则呕与热俱止。或厥阴病而外连少阳者,亦有之。然亦必以小柴胡先解少阳为急,所谓病自内之外,而盛于外者,先解其外而后治其内也。

下利谵语者,有燥屎也,宜小承气汤。

谵语者,胃实之征。下利得此,为有燥屎。所谓利者,不利是也。与小承气汤下其燥屎,屎去脏通,下利自止。《经》云:通因通用,此之谓也。《金匮》治下利,按之心下坚者,与大承气汤。与此同意,所当互考。此太阴转入阳明之证,与厥阴无涉也。

下利清谷,不可攻表,汗出必胀满。

清,与圊^②同,即完谷也,乃阳不运而谷不腐也。是当温养中土,不可攻表出汗。汗出则阳益虚,阳虚则气不化,故必胀满。此寒中太阴之证,非厥阴病也。

少阴负趺阳者,为顺也。

少阴,肾脉也;趺阳,胃脉也。下利为土负水胜之病,少阴负趺阳者,水负而土胜也,故曰顺。此条当为太阴下利而设,亦与厥阴无涉也。

伤寒脉滑而厥者，里有热也，白虎汤主之。

伤寒脉微而厥者，阴邪所中，寒在里也。脉滑而厥者，阳邪所伤，热在里也。阳热在里，阴气被格，阳反在内，阴反在外，设身热不除，则其厥不已，故主白虎汤，以清里而除热也①。此阳明热极发厥之证，误编入厥阴者也。

瘥后诸病七条

伤寒阴阳易之为病，其人身体重，少气，少腹里急，或引阴中拘挛，热上冲胸，头重不欲举，眼中生花，膝胫拘急者，烧裈散主之。

阴阳易者，男子大病新瘥，尚有余热，妇人与之交而得病，名曰阳易；或妇人大病新瘥，余热未尽，男子与之交而得病者，名曰阴易②。以阴阳相感，精气交通，热气从之而传易也。其人身体重少气者，劳伤真气，而热胜之也。少腹里急，或引阴中拘挛，及膝胫拘急者，精虚热入，而脉道不通也。热上冲胸，头重不欲举，眼中生花，则热气重蒸，而且上淆清阳矣。裈裆得阴浊最多，以类相入，导其热气，俾从阴而入者，仍从阴而出也。

烧裈散方

上取妇人中裈近隐处，剪烧灰，以水和服方寸匕，日三服。小便即利，阴头微肿则愈。妇人病，取男子裈裆烧灰服。

大病瘥后劳复者，枳实栀子豉汤主之。若有宿食者，加大黄如博棋子大五六枚。

大病新差，血气未复，余热未尽，而强力作劳，因复发热者，名曰劳复。为其余热之气，因劳而外浮也。枳实、

①【医理探微】

此条论述热厥证治疗，其特点当结合前述热厥证"厥深者热亦深，厥微者热亦微，厥应下之……"学习。这并非如尤氏所言误编入厥阴者也，其与厥逆证条文相呼应的。

②【医理探微】

本部分争议较多，陈亦人《伤寒论求是》一书对此有较允当论述，摘录以飨同道。

阴阳易证治的疑点较多，而且阴阳易的含义也不太明确，通常有"换易"与"变易"两种解释，前者根据《诸病源候论》："阴阳易者，男子病新瘥，未平复，而妇人与之交接得病者，名曰阳易；妇人得病新瘥，未平复，而男子与之交接得病者，名曰阴易。"所谓"易"，即交换之意。后者主张"阴阳易者，便是伤寒变证，故冠以伤寒二字。阴阳二字，对房事言之，易者变易也。此平素好淫人，伤寒病中更犯房事，夺精血，以致此变易者，是以谓之阴阳易"。（山田正珍《伤寒论集成》）从临床病案所载房劳复的证候来看，极与阴阳易的证情相似，而且所用烧裈散皆配伍其他药味，可见取效不在裈裆，而在调散之方。虽然柯韵伯有"至秽之品，为至奇之方"的赞语，毕竟属于纸上空谈，难以置信。病人的裈裆烧灰调服，绝不是什么科学方法，也绝不是中医学的精华，所以不作讨论。

①【医理探微】

本证虽列入劳复篇,但从病机及方药应用角度分析,更宜与栀子豉汤证、栀子厚朴汤证联系。不难看出,栀子豉汤以胸膈上下热郁气滞为主,病位偏上,故见烦热胸中窒、心中结痛等;枳实栀子豉汤以热郁脘部气滞为主,病位居中;栀子厚朴汤以腹部气滞为主,病位偏下。三证用栀子清郁热相同,一证以豆豉相配,以升散宣泄除在上气滞;一证以豆豉、枳实同用,消脘中气滞;一证以枳、朴同用,弃用豆豉升散,使合方作用趋下,径直行腹中气胀,仲景辨证、处方用药之精律,由此可见一斑。大概是"治上焦如羽、治中焦如衡、治下焦如权"学术思想之发端,后世温病学家应该从中获益良多。

②【注文浅释】

清浆水:即酸浆水。清代吴仪洛《伤寒分经》:"清浆水,一名酸浆水。炊粟米熟,投冷水中浸五六日,味酢生白花,色类浆,故名。若浸致败者害人。其性凉善走,能调中宣气,通关开胃,解烦渴、化滞物。"又有以淘米泔水为清浆水者,徐灵胎《伤寒类聚方》言:"浆水即淘米泔水,久储味酸为佳。"

③【临证薪传】

方中没有芫花、大戟、甘遂等峻逐水邪的药物,可见与十枣汤、大陷胸汤等逐水剂是不同的。方用牡蛎、泽泻、海藻相伍,旨在软坚利水,佐葶苈子利肺气而导水之源,商陆破水积而疏水之流,栝蒌根、蜀漆酸苦相合,泄在下之湿热。正如王晋三所说:"咸软之,苦平之,辛泄之,酸约之,其性必归于下而胜湿消肿。"诸药共用,

栀子,所以下热;豆豉所以散热。盖亦表里之剂,而气味轻薄,适宜于病后复发之体耳。若有宿食者,名曰食复,《内经》所谓食肉则复,多食则遗也。故于枳实栀子豉汤①中,少加大黄,以逐其宿食。

枳实栀子豉汤方

枳实三枚,炙　　栀子十四枚,擘　　香豉一升,绵裹

上三味,以清浆水②七升,空煮取四升,内枳实、栀子,煮取二升,下豉,更煮五六沸,去滓。温分再服,覆令微似汗。

伤寒瘥已后,更发热者,小柴胡汤主之。脉浮者,以汗解之;脉沉实者,以下解之。

伤寒瘥已后,更发热者,不因作劳,亦未过食,而未尽之热,自从内而达于外也,故与小柴胡汤,因其劳而解之。且人参、甘枣,可以益病后之虚;黄芩、半夏,可以和未平之里也。脉浮者,邪气连表,汗之使之外解;脉沉实者,邪气居里,下之使从里解。亦因其势而利导之耳。

大病瘥后,从腰以下有水气者,牡蛎泽泻散主之。

大病新瘥,而腰以下肿满者,此必病中饮水过多,热邪虽解,水气不行,浸渍于下,而肌肉肿满也。是当以急逐水邪为法。牡蛎泽泻散,咸降之力居多,饮服方寸匕,不用汤药者,急药缓用,且不使助水气也。若骤用补脾之法,恐脾气转滞而水气转盛,宁不泛滥为患!

牡蛎泽泻散方③

牡蛎熬　　泽泻　　栝蒌根　　葶苈熬　　商陆根

蜀漆_{洗去腥} 海藻_{洗去咸，各等分}

上七味，异捣下筛为散，更入臼中杵之，白饮和服方寸匕。小便利，止后服。

大病瘥后，喜唾。久不了了者，胃上有寒，当以丸药温之，宜理中丸。

大病瘥后，胃阴虚者，津液不生，则口干欲饮；胃阳弱者，津液不摄，则口不渴而喜唾。至久之而尚不了了，则必以补益其虚，以温益其阳矣。曰胃上有寒者，非必有客气也，虚则自生寒耳。理中丸，补虚温中之良剂。不用汤者，不欲以水气资吐也。

伤寒解后，虚羸少气，气逆后吐者，竹叶石膏汤主之。

大邪虽解，元气未复，余邪未尽，气不足则因而生痰，热不除则因而上逆，是以虚羸少食，而气逆欲吐也①。竹叶石膏汤，乃白虎汤之变法。以其少气，故加参、麦之甘以益气；以其气逆有饮，故用半夏之辛，以下气蠲饮；且去知母之咸寒，加竹叶之甘凉，尤于胃虚有热者，为有当耳。

竹叶石膏汤方⑤

竹叶_{二把} 石膏_{一斤} 人参_{三两} 一粳米_{半升} 半夏_{半升，洗}

有较强的利水作用。所以方后有"小便利，止后服"的医嘱。但是本方利水，既不同于健脾温阳利水的五苓散，也不同于清热滋阴利水的猪苓汤，而是清泄疏导下焦湿热。本证水壅于下，用葶苈泻肺，是下病上治，有利于水道通调。用栝蒌行津液，导肿气，先引水液上升，后使水液下降，所谓"不升则不降也"。据临床报道，本方用于心脏病引起的下肢水肿，有较好的疗效。

④【医理探微】

尤氏分析该证的病机与痰或饮有关，应与方中用半夏有关。但是否用半夏即取其化痰蠲饮？再则竹叶石膏汤所主的证候，是否一定挟痰或饮？假使无痰，能否使用该方，又能否使用半夏？欲回答上述问题，还应从方与药关系来认识。众所周知，古人早有"药有个性之专长，方有合群之妙用"的名训，半夏与石膏相伍，固能清化痰热，但与麦冬相配，则不是取其化痰了，而是借其辛开，一以防麦冬滋腻，二以加强麦冬滋养胃阴降逆之用。由此观之，尤氏之注显然失之偏颇。

如果将本方与白虎加人参汤及《金匮》麦门冬汤相互比较一下，就容易区别异同，有利于掌握

运用。竹叶石膏汤即白虎加人参汤化裁而成，去知母加竹叶，则清热力弱，加半夏、麦冬，则半夏不燥，麦冬不腻，不但滋阴，且能降逆。麦门冬汤又是竹叶石膏的加减方，去竹叶、石膏，则清热之力更弱，加大枣以培脾补胃，变滋清两用为专事滋养肺胃之方。

⑤【临证薪传】

竹叶石膏汤的临床运用，凡属胃热津伤气逆证候，用之都有良效。《张氏医通》就有"上半日嗽多，胃中有火，竹叶石膏汤泄降之"的记载。

【案例犀烛】

陈亦人曾用本方加姜汁少许

治疗一例疑难病证，陆某，男，60岁，病经三日，历经针灸、中西药物未效。剧烈呕吐，开始呕出大量酸苦水，继则饮食均吐，滴水不能进，周身战栗恶寒，虽重被覆盖，寒战不止，大便多日未通，小便少而不畅，昨起迄今小便全无，舌苔薄黄干燥，毫无津液，舌质深

红,脉沉细数。证属胃热津伤气逆,治拟竹叶石膏汤加姜汁反佐。药用:生石膏 30 克,党参 12 克,炙甘草 6 克,麦冬 15 克,制半夏 6 克,粳米 10 克,鲜竹叶 20 片,生姜汁少许冲,1 剂。为了防止饮药即吐,嘱每次只进药一匙,若药入即吐,继续进药一匙,若药入未吐,10 分钟后再服,略增量。如法服药,未仕,头煎药服完,战栗全除,呕亦全止。次日复诊:舌上津回,小便稍通,略进饮食,未吐。原方再进一剂,竟收全功。其后始悉患者起病腹痛呕吐,疑房室后寒,曾用艾灸关元、气海等穴,及服桂附椒萸等辛热药多剂,以致胃津被劫,胃热更甚,热邪内郁,故反而战栗恶寒,呕甚则气逆不降,故二便皆闭。病机符合胃热津伤气逆,故用竹叶石膏汤取得预期效果。

按:竹叶石膏汤与白虎人参汤皆可看作是白虎汤衍化方,所治之证皆有胃热病机存在,不同的是胃热有轻重,阴(津)气损伤有不同,其中白虎汤证热盛而津气损伤较轻,白虎加人参汤证热既盛且津气损伤亦重,竹叶石膏汤证则余热残留而津气损伤殊重、胃气上逆明显,临证分辨三证时应抓住热、气阴伤两端。此外,竹叶石膏汤证由于证属余热留扰,常被误作证见低热,这是将低热与余热留扰混为一谈的结果,其实,发热高低不是本方应用的标靶,临床所见,余热、虚热皆可见高热之症。

甘草二两,炙　麦冬一升,去心

上七味,以水一斗,煮取六升,去滓,纳粳米。煮米熟汤成,去米。温服一升,日三服。

病人脉已解,而日暮微烦,以病新瘥,人强与谷,脾胃气尚弱,不能消谷,故令微烦。损谷则愈。

脉已解者,病邪解而脉已和也。微烦,微热也。解则不当复烦,而日暮微烦者,以病新瘥,不当与谷而强与之,胃虚谷实,不能胜之,则发烦热也。损谷则愈者,谓不可以药治之,但损其谷食,则胃自和耳。

伤寒贯珠集终。